論理的思考の基盤

メヂカルフレンド社

目次

※本書は第７章のみ横書きとなり、章のはじまりが裏表紙を開いた（P. 190）からとなります。目次の頁数の表記が第６章までと異なりますので、ご注意ください。

第1章

漢字と語句

この章では、日常生活や仕事の現場などで、文章を読んだり書いたりするときによく使われる漢字や語句などを学ぶ。原則として常用漢字の範囲内で、特に間違えやすいものを取り上げる。これらの漢字や語句の読み書きができ、語句の意味を正しく理解し、会話の中でも使いこなせるようになることが目的である。

覚えておきたい漢字と熟語 ①

▽読みの難しい漢字

ここでは、常用漢字、表内読みの範囲で、特に読み方を間違えやすい漢字や熟語の読みを取り上げる。下に赤字で記された読みを隠しておいて、どれくらい読めるか試してみよう。

戒める	いましめる
慰める	なぐさめる
委ねる	ゆだねる
顧みる	かえりみる
遮る	さえぎる
憂える	うれえる
潤う	うるおう
羨む	うらやむ
遡る	さかのぼる
嘲る	あざける
侮る	あなどる
憤る	いきどおる
翻す	ひるがえす
浸す	ひたす

語彙	ごい
慰問	いもん
威嚇	いかく
管轄	かんかつ
滑稽	こっけい
含有	がんゆう
間隙	かんげき
堅固	けんご
暫定	ざんてい
滋養	じよう
若干	じゃっかん
遵守	じゅんしゅ
払拭	ふっしょく
嘱託	しょくたく

キーワード

◉常用漢字

常用漢字とは、法令、新聞、放送など、一般の社会生活において、現代の国語を書き表す場合の漢字使用の目安を示すものとして、**常用漢字表**に掲げられた漢字をいう。現行の常用漢字表は、平成二十二年に改定されたもので、二一三六字の漢字が挙げられている。そのうち一〇二六字は、小学校六年生までに学習する教育漢字である。常用漢字表に示されている漢字の読みを、**表内読み**(または表内音訓)という。

たとえば、常用漢字の「愛」という字には、「**アイ**」という音読み(表内読み)のほかに、「**いとしい**」「**めでる**」などの訓読みがあるが、これらは、常用漢字表に示されていない**表外読み**である。

折衷＊ せっちゅう
進捗＊ しんちょく
補塡 ほてん
批准 ひじゅん
剝奪 はくだつ
汎用 はんよう
披露 ひろう
罷免＊ ひめん
陳腐 ちんぷ
敷設 ふせつ
煮沸 しゃふつ
掌握 しょうあく
会釈 えしゃく
会得 えとく
更迭＊ こうてつ
控訴 こうそ
傲慢 ごうまん
真摯 しんし
示談 じだん
出納＊ すいとう

由緒 ゆいしょ
尋問 じんもん
遂行 すいこう
変遷 へんせん
稚拙＊ ちせつ
緻密 ちみつ
追悼 ついとう
踏襲 とうしゅう
曇天 どんてん
赴任 ふにん
辛辣 しんらつ
濫用 らんよう
相殺 そうさい
発足 ほっそく
体裁 ていさい
代替 だいたい
使役 しえき
廉価 れんか
訃報 ふほう
既成 きせい

＊折衷
意味 それぞれの良いところを取り入れてまとめること
用例 和洋折衷

＊進捗
意味 物事がはかどること
用例 工事の進捗状況

＊罷免
意味 職務をやめさせること
用例 大臣を罷免する

＊更迭
意味 ある地位や役職に就いている人を入れ替えること
用例 大臣を更迭する

＊出納
意味 金銭の出し入れ
用例 出納簿

＊稚拙
意味 未熟でつたないこと
用例 稚拙な文章

▽書き間違えやすい漢字

ここでは、常用漢字、表内読みの範囲で、特に漢字の書き間違えをしやすい熟語を取り上げる。下に赤字で記された熟語を隠しておいて、傍線部のひらがなの部分を漢字で書けるかどうか試してみよう。

あいさつをする	挨拶
化学せんい	繊維
食欲おうせい	旺盛
勇猛かかん	果敢
よかを過ごす	余暇
かもくな人	寡黙
患者をかくりする	隔離
けっかん商品	欠陥
誠にいかんに存じます	遺憾
道路にきれつが生じる	亀裂
名誉きそん	毀損
べんぎを図る	便宜
振り込めさぎ	詐欺
狭くてきゅうくつな部屋	窮屈
犯人にきょうはくされる	脅迫

きゅうけい時間	休憩
増加の傾向がけんちょだ	顕著＊
彼の態度にげんめつする	幻滅
いげんを保つ	威厳
戸籍とうほん	謄本＊
こちょうした表現	誇張
相手の立場をこうりょする	考慮
丸一日こうそくされる	拘束
事故のこんせき	痕跡
計画がざせつする	挫折
れいさい企業	零細＊
答案用紙をてんさくする	添削
乾布まさつ	摩擦
ようしゃなく追及する	容赦
しゅうち心	羞恥

＊顕著
意味 誰が見ても明らかなほどはっきりしていること。

＊謄本
意味 原本の写し（正確に書き写したものやコピー）のこと。戸籍謄本とは、戸籍の全部を写しとった文書をいう。戸籍の記載事項の一部のみを写しとった文書は、戸籍抄本という。

＊零細
意味 量がごく少ないことや、規模がごく小さいこと。

しゅうたいをさらす	醜態
飛行機をそうじゅうする	操縦
むじゅんした主張	矛盾
親のしょうだくを得る	承諾
はっしょうの地	発祥
民事そしょう	訴訟＊
鳩は平和のしょうちょうだ	象徴＊
この商品をすいしょうする	推奨
しょうさいを明らかにする	詳細
壊した物をべんしょうする	弁償
交渉してじょうほを求める	譲歩
神経すいじゃく	衰弱
睡眠からかくせいする	覚醒
遠いしんせき	親戚
かそ化が進んだ地域	過疎
自由をそくばくされる	束縛
だきょう案を示す	妥協
だらくした生活	堕落
職務たいまん	怠慢
じゅんたくな資金	潤沢

経営がはたんする	破綻＊
わが子をできあいする	溺愛
しっと深い性格	嫉妬
とくめいで投書する	匿名
状況をはあくする	把握
ばくぜんとした意見	漠然
さつばつとした風景	殺伐
車がひんぱんに通る	頻繁
女性をぶじょくした言動	侮辱
おこづかいをふんぱつする	奮発
けいべつのまなざし	軽蔑
有名な作品をもほうする	模倣
ほうしゅうを支払う	報酬
自由ほんぽうな性格	奔放
登録をまっしょうする	抹消
もうそうにふける	妄想
やくどう感あふれる演技	躍動
一刻のゆうよもない	猶予
人権をようごする	擁護
運命にほんろうされる	翻弄

＊訴訟

意味 裁判所に訴えて裁判を申立てること。私人間の権利などを争う民事訴訟と、犯罪を認定し刑罰を定める刑事訴訟がある。

＊象徴

意味 抽象的な概念などを、具体的な事物によってわかりやすく表現すること。また、その表現に用いられたもの。シンボル。

＊破綻

意味 物事が行き詰って、うまくいかなくなること。

▽形が似ている漢字

ここでは、常用漢字の範囲で、**形がよく似ているために間違えやすい**漢字を取り上げる。それぞれの漢字には、その漢字を使った主な熟語を併記した。これらの漢字がどんな熟語に使われているかよく確認し、漢字を正しく使い分けられるようにしよう。

遺（イ・ユイ）*
遺伝・遺志・遺産・遺書・遺言《ゆいごん》

遣（ケン・つかう・つかわす）
派遣・遣唐使

隠（イン・かくす・かくれる）
隠居・隠微・隠蔽・隠喩

穏（オン・おだやか）
穏便・穏当・穏健・平穏・不穏

渦（カ・うず）
渦巻き・渦潮・渦中・戦渦*

禍（カ）*
禍根・災禍・筆禍《ひっか》・舌禍《ぜっか》・戦禍*

悔（カイ・くいる・くやむ・くやしい）
後悔・悔恨・悔悟

侮（ブ・あなどる）
侮辱・侮蔑・軽侮

獲（カク・える）*
獲得・捕獲・漁獲・乱獲・獲物《えもの》

穫（カク）*
収穫

勧（カン・すすめる）
勧誘・勧告・勧業・勧善懲悪

歓（カン）*
歓喜・歓迎・歓声・歓待・歓談・交歓

*「遺」には「**のこす**」という訓読みがある。ただし、常用漢字表に記載されていない表外読みである。

*「戦渦」「戦禍」は、ともに「せんか」と読む。前者は「戦争がもたらした混乱」、後者は「戦争がもたらした災い」という意味。

*「禍」には「**わざわい**」という表外読みがある。

*「獲」「穫」には「**とる**」という表外読みがある。

*「歓」には「**よろこぶ**」、という表外読みがある。

緩（**カン・ゆる**い・**ゆる**やか・**ゆる**む・**ゆる**める）
緩慢・緩急・緩衝・緩和

援（**エン**）
援助・援護・応援・救援・声援・支援

還（**カン**）＊
還元・還暦・還付・帰還・生還・返還

環（**カン**）＊
環状・環境・環礁・循環・衆人環視

義（**ギ**）
義務・義理・義母・義肢・意義・正義

議（**ギ**）
議会・議員・議論・議題・会議・論議

儀（**ギ**）
儀式・儀礼・律儀・難儀・地球儀

犠（**ギ**）
犠牲・犠打

疑（**ギ・うたが**う）
疑問・疑念・疑惑・懐疑・嫌疑・疑心暗鬼

擬（**ギ**）＊
擬音・擬態・擬人法

凝（**ギョウ・こ**る・**こ**らす）
凝固・凝結・凝縮・凝集・凝視・凝血

倹（**ケン**）
倹約

険（**ケン・けわ**しい）
危険・冒険・保険・険悪・邪険

検（**ケン**）
検査・検閲・検定・検討・検品・検尿

験（**ケン・ゲン**）＊
試験・実験・経験・体験・霊験《れいげん》

偶（**グウ**）
偶然・偶発・偶像・偶数・配偶者

遇（**グウ**）
待遇・遭遇・優遇・奇遇・冷遇・千載一遇

＊「還」には「**かえ**す」、「環」には「**めぐ**る・**わ**」などの訓読みがある。ただし、これらは、常用漢字表に記載されていない表外読みである。

＊「擬」には「**なぞら**える」という表外読みがある。

＊「験」には「**しるし**」という表外読みがある。

郡（グン）
郡部・○○県××郡

群（グン・むれる・むれ・むら）
群衆・群像・群落・大群・抜群・症候群

綱（コウ・つな）
綱領・要綱・大綱・手綱《たづな》・横綱

網（モウ・あみ）
網羅・網膜・漁網・交通網・連絡網

鋼（コウ・はがね）
鋼鉄・鉄鋼・鋼材・鋼管・粗鋼

構（コウ・かまえる・かまう）
構造・構想・構成・構築・構内・機構

溝（コウ・みぞ）
排水溝・側溝・海溝・地溝

講（コウ）
講義・講座・講演・講師・講堂・講和

購（コウ）
購入・購買・購読

栽（サイ）
栽培・植栽・盆栽

裁（サイ・たつ・さばく）
裁判・裁定・裁縫・裁量・体裁《ていさい》・総裁

載（サイ・のせる・のる）
記載・掲載・連載・搭載・積載・満載

職（ショク）
職業・職員・職人・職場・職務・就職

織（ショク・シキ・おる）
組織・織機

識（シキ）
意識・識別・識者・知識・博識・面識

侵（シン・おかす）
侵害・侵略・侵犯・侵攻・侵食・侵入＊

浸（シン・ひたす・ひたる）
浸水・浸透・浸食・浸入＊

プラスα

◉漢字の意味を理解する

形の似た漢字を正しく使い分けるには、熟語ごとに覚えるよりも、漢字そのものの意味を知るほうが近道だ。

たとえば、前ページで学習した「偶」という字には、「思いがけず」「たまたま」という意味があるので、「偶然」「偶発」などの語に使われる。また、この字には「人形」という意味もあり、そのために「偶像」「土偶」などの語にも使われている。

これによく似た「遇」という字には、「（思いがけず）出会う」「もてなす」などの意味があり、「遭遇」「奇遇」「待遇」「優遇」などの語に使われている。

漢字がもつ意味を知りたいときは、漢和辞典で調べよう。

狙（**ソ・ねらう**）
狙撃

阻（**ソ・はばむ**）＊
阻止・阻害・悪阻《おそ》

祖（**ソ**）
祖先・祖国・祖父母・元祖・始祖・教祖

租（**ソ**）
租税・地租

粗（**ソ・あらい**）
粗悪・粗野・粗食・粗相・粗末・粗雑・粗品

摘（**テキ・つむ**）
摘出・摘要・摘果・摘発・指摘

滴（**テキ・しずく・したたる**）
滴下・水滴・点滴

適（**テキ**）＊
適応・適合・適当・適宜・適任・快適・最適

敵（**テキ・かたき**）
敵意・敵視・敵陣・宿敵・天敵・不敵

微（**ビ**）＊
微妙・微笑・微動・微細・微生物・顕微鏡

徴（**チョウ**）＊
特徴・象徴・徴収・徴税・徴用・徴兵

復（**フク**）
復帰・復旧・復活・復興・復習・復讐・回復

複（**フク**）
複雑・複合・複数・複写・複製・重複

壁（**ヘキ・かべ**）
壁面・壁画・外壁・鉄壁・障壁・岸壁・絶壁

璧（**ヘキ**）
完璧・双璧

捕（**ホ・とらえる・とらわれる・とる・つかまえる・つかまる**）
捕獲・捕捉・捕球・捕手・逮捕

補（**ホ・おぎなう**）
補給・補強・補欠・補充・補償・補足

＊「侵食」「浸食」は、いずれも風雨などにより陸地が削りとられることをさす。「侵食」は、「他国の領土を侵食する」のようにも使われる。「侵入」は他人の家など、本来入ってはいけない場所に入ること。「浸入」は、建物や土地に水が入り込んで水びたしになることをいう。

＊「阻」には「**けわしい**」という訓読みがある。ただし、常用漢字表に記載されていない表外読みである。

＊「適」には「**かなう**」という表外読みがある。

＊「微」には「**かすか**」、「徴」には「**しるし**」という訓読みがある。ただし、常用漢字表に記載されていない表外読みである。

練習問題

問1　傍線部の漢字の読みを書きなさい。

① 危険を顧みずに行動するのは愚かだ。

② 人の発言を遮るのはマナーに反する。

③ 町おこしの効果で地域が潤う。

④ 何と言われようと、意見を翻すつもりはない。

⑤ 猫は、危険を感じると相手を威嚇する。

⑥ 賞金ランキングで暫定一位になった。

⑦ 議会で条約を批准する。

---

⑧ 法令を遵守することは市民の義務だ。

⑨ 不祥事により資格を剥奪された。

⑩ 練習の成果を披露する。

⑪ 消毒のために器具を煮沸する。

⑫ 厳しい批判を真摯に受け止める。

⑬ 長い歴史をもつ由緒ある寺院。

⑭ 特派員としてニューヨークに赴任する。

⑮ 新しい鉄道路線の敷設が進む。

⑯ 町の歴史の変遷をたどる。

⑰ 前任者の進め方を踏襲する。

⑱ 廉価で質の高い商品を取りそろえたお店へ行く。

⑲ 作家の訃報に、多くのファンが悲しみに暮れた。

⑳ 売り上げは増加したが、コストの増加と相殺された。

㉑ 判決に不満があったため、控訴することを決定した。

問2 傍線部のカタカナを漢字に直しなさい。

① 海藻類には食物センイが多く含まれている。

② 新築の住宅に重大なケッカンが見つかった。

③ ベンギ的に付けられた仮のタイトル。

④ あらゆる可能性をコウリョする。

⑤ ダンサーになる夢は、けがでザセツした。

⑥ 接触面のマサツにより熱が生じる。

⑦ 従来の説のムジュンが明らかになった。

⑧損害賠償を求めてソショウを起こす。

⑨メーカーがスイショウする使用法に従う。

⑩これ以上はジョウホできない。

⑪ダキョウを許さない厳しい姿勢。

⑫彼女の才能にシットする。

⑬患者の状態をハアクする。

⑭観光客がヒンパンに訪れる。

⑮努力の成果が、成績にケンチョに表れた。

⑯寝起きに飲む一杯のコーヒーが、彼をカクセイさせる。

⑰ボーナスが出たので、フンパツして高級な時計を購入した。

⑱巨匠たちの技法をモホウして絵画を描く。

⑲彼の名前は名簿からマッショウされた。

⑳提出期限までユウヨがない。

㉑動物の権利をヨウゴする団体。

問3 傍線部に当てはまる漢字として正しいものを、ア～ウの中から選びなさい。

① インペイされた事実がついに明るみに出た。
ア 陰　イ 隠　ウ 穏

② クイズ大会に優勝して賞品をカクトクした。
ア 穫　イ 獲　ウ 格

③ こんな所でお目にかかるとはキグウですね。
ア 遇　イ 偶　ウ 隅

④ 家計が苦しいのでケンヤクに努める。
ア 険　イ 検　ウ 倹

⑤ 家庭菜園で野菜をサイバイする。
ア 裁　イ 栽　ウ 載

問4 傍線部のカタカナを漢字に直しなさい。

① ソシキの一員としての役割を果たす。

② ソアクな製品が高値で売られている。

③ 患者のビミョウな変化に気づくことが大切だ。

④ 手術で腫瘍をテキシュツする。

⑤ 段ボールの角をガムテープでホキョウする。

⑥ カンペキなパフォーマンスで観客を魅了する。

覚えておきたい漢字と熟語②

▽同訓異字の使い分け

異なる漢字が同じ訓読みをもつことを、**同訓異字**、または異字同訓という。文章を書くときには、同訓異字の使い分けに注意する必要がある。
次に、主な同訓異字と使い分けの例を示す。

あける（空・明・開）
席を**空**ける　予定を**空**けておく
夜が**明**ける　年が**明**ける
ドアを**開**ける　店を**開**ける

あたたかい・あたためる（温・暖）
温かいスープ　**温**かい家庭
レンジで料理を**温**める　旧交を**温**める
暖かい季節　ふところが**暖**かい
部屋を**暖**める

あつい（熱・暑）
熱い湯　**熱**い声援　胸が**熱**い
暑い夏　蒸し**暑**い

あやまる（誤・謝）
判断を**誤**る　**誤**って海に落ちた
間違いを認めて素直に**謝**る

あらわす（表・現・著）
図で**表**す　喜びを**表**す
姿を**現**す　頭角を**現**す
書物を**著**す

いたむ（痛・傷）
傷が**痛**む　心が**痛**む
家具が**傷**む　**傷**んだ果物

プラスα
◉「温かい」と「暖かい」
「温かい」「暖かい」の使い分けは難しい場合もあるが、「温かい」の反対語は「冷たい」、「暖かい」の反対語は「寒い」であることが一つのヒントになる。

プラスα
◉「表す」と「現す」
「表す」は、言葉などの手段を使って他人にわかるように示すこと、「現す」は、隠れていて見えなかったものを見えるようにすること。

おかす（犯・侵・冒）
罪を**犯**す　法を**犯**す　過ちを**犯**す
他人の領域を**侵**す　人権を**侵**す
危険を**冒**す　病に**冒**される

おさめる（収・治・納・修）
目録に**収**める　成功を**収**める
国を**治**める　痛みを**治**める
税金を**納**める　注文の品を**納**める
学業を**修**める

かかる・かける（掛・懸・架）
迷惑が**掛**かる　鍵を**掛**ける　保険を**掛**ける
月に雲が**懸**かる　賞金が**懸**かっている
橋を**架**ける

かたい（固・堅・硬）
固い決意　頭が**固**い　**固**く禁止する
堅い材木　**堅**苦しい　手**堅**い
硬い石　表情が**硬**い　**硬**い文章

きく（聞・聴・効・利）
話を**聞**く　物音を**聞**く　言うことを**聞**く
音楽を**聴**く　講義を**聴**く
薬が**効**く　暖房が**効**く　宣伝が**効**く
気が**利**く　融通が**利**く　鼻が**利**く　**利**き手

こたえる（答・応）
質問に**答**える
期待に**応**える

しまる・しめる（閉・締）
戸が**閉**まる　店を**閉**める
結び目が**締**まる　気持ちが引き**締**まる

すすめる（進・勧・薦）
前に**進**める　時計を**進**める　仕事を**進**める
貯蓄を**勧**める　お茶を**勧**める
候補者として**薦**める　新製品を**薦**める

プラスα

◉使い分けのヒント①

変える→状態や位置などを変化させること。
例 髪形を変える
方針を変える
住所が変わる

替える→別のものや新しいものと入れ替えること。
例 洋服を替える
席を替わる
電話を替わる

換える→他のものと交換すること。
例 物をお金に換える
地下鉄に乗り換える
配置が換わる

代える→別のもの（人）に代理させること。
例 父に代わって挨拶をする
何ものにも代えがたい宝

そう（沿・添）

線路に沿って歩く　川沿い　方針に沿う

連れ添う　寄り添う　ご期待に添う

たえる（耐・堪・絶）

重圧に耐える（「堪える」とも）

鑑賞に堪える　見るに堪えない

便りが絶える　息が絶える

つくる（作・造・創）

カレーを作る　野菜を作る

家を造る　船を造る　酒を造る

新しい文化を創る（「作る」とも）

つとめる（努・勤・務）

解決に努める　早起きするよう努める

会社に勤める　法事を勤める

主役を務める　務めを果たす

ととのう・ととのえる（整・調）

準備が整う　整った顔立ち　服装を整える

家財道具が調う　味を調える

とらえる・とらえる（捕・捉）

犯人を捕らえる　獲物を捕らえる

要点を捉える　人の心を捉える

とる（取・採・執・捕・撮）

手に取る　資格を取る　連絡を取る　年を取る

きのこを採る　新卒者を採る　決を採る

ペンを執る　事務を執る　指揮を執る

虫を捕る　打球を捕る

写真を撮る　映画を撮る

なおす・なおる（直・治）

誤りを直す　きげんを直す　やり直す

病気を治す　けがを治す

プラスα

◉「混む」と「込む」

「電車がこむ」「店内がこみ合う」のように、「混雑する」という意味の「こむ」は、以前は「込む」と書かれていたが、現在は「混む」と書かれることが多くなっている。

このように、同じ言葉の表記が時代とともに移り変わることもある。こうした例も含めて、同訓異字の使い分けは、必ずしもどちらが正しいときめられない場合も多い。

のばす・のびる（伸・延）
手を伸ばす　勢力を伸ばす　背が伸びる
期日を延ばす　寿命が延びる

のぼる（上・登・昇）
坂を上る　話題に上る　一億円に上る損害
山に登る　木に登る
日が昇る　天にも昇る心地

のる・のせる（乗・載）
電車に乗る　計画に乗る　相談に乗る
観客を乗せる　電波に乗せる
新聞に載る　車に荷物を載せる

はかる（図・計・測・量・謀）
解決を図る　便宜を図る
時間を計る　計り知れない
距離を測る　標高を測る
重さを量る　容積を量る
暗殺を謀る　競争相手の失脚を謀る

はじめる・はじめ・はじめて（始・初）
仕事を始める　始めと終わり
初めはそう思った　年の初め
そんなことは初めて聞いた

はやい（早・速）
時期が早い　気が早い　朝早くから　早口
足が速い　流れが速い　テンポが速い

はる（張・貼）
テントを張る　気が張る　張りのある声
シールを貼る　切手を貼る　貼り薬

まざる・まじる・まぜる（交・混）
雨に雪が交じる　カードを交ぜる
異物が混じる　絵の具を混ぜる

まわり（回・周）
身の回り　胴回り　時計回り　回り舞台
池の周り　周りの人　周りの音が気になる

プラスα

◉使い分けのヒント②
越える→ある場所・地点・時を過ぎて、その先に進むこと。
例 山を越える
国境を越える
年を越す
超える→ある基準・範囲・程度を上回ること。
例 一万円を超える商品
三十度を超える暑さ

▽同音異義語の使い分け

「正確」と「性格」、「公園」と「講演」のように、発音が同じで意味が異なる言葉を、同音異義語という。日本語には同音異義語が非常に多く、その大部分は漢字二字の熟語である。今挙げた二組の例は、発音は同じでも意味がまったく異なるので、書き間違えるおそれはほとんどないが、「解答」と「回答」、「開放」と「解放」のように、発音が同じで意味も似ているものもある。ここでは、特にまぎらわしいものを中心に、主な同音異義語の例を取り上げる。

イギ
参加することに意義がある
強引な決定に異議を唱える
同音異義語

イシ
本人の意思を尊重する
意志の強い人
故人の遺志により家族葬を行う

イジョウ
身体の異状を訴える
異常事態が発生する

イドウ
次の目的地に移動する
人事異動で部署が変わる

ウンコウ *
列車の運行が遅れる
船の運航が遅れる

カイトウ *
アンケートに回答する
試験問題の解答

プラスα

◉会話での同音異義語

文章でなく、会話の中で同音異義語を使う場合は、さらに注意が必要である。なぜなら、発音が同じでアクセントも同じ言葉は、耳で聞いただけでは区別できないからである（146ページ参照）。

*バスや列車といった主に陸上における交通手段には「運行」を用い、航空機や船舶には「運航」を用いる。

*「回答」は他者からの質問に答えるときに用い、「解答」は問題などを解き明かして答えるときに用いられる。

カイホウ
扉を**開放**する
苦しみから**解放**される

カセツ
大胆な**仮説**を立てる
被災者のために**仮設**住宅を設置する

カテイ
結果よりも**過程**が重要だ
独自の教育**課程**を編成している学校

カンショウ *
美しい景色を**観賞**する
芸術作品を**鑑賞**する

カンシン
見事な出来栄えに**感心**する
政治に**関心**がある
お世辞を並べて上司の**歓心**を買う

キセイ
オーダーメイドの家具よりも安価な**既製**品
既成概念を覆すアイデア

キョウソウ
厳しい生存**競争**を繰り広げる
徒**競走**で一位になるために練習する

キョウハク
犯人に**脅迫**される
強迫観念にとらわれる

ゲンジョウ *
現状を維持する
賃貸住宅は退去時に**原状**回復が必要

サイゴ
最後のお願い
壮烈な**最期**を遂げる *

*「観賞」は単に見て楽しむこと、「鑑賞」は芸術作品などを理解して味わうことを意味する。

*「現状」は現在の状態、「原状」は元の状態を意味する。

*「最期」は、人の死に際について用いる。

ジキ

収穫の**時期**を迎える

時機を捉える　*

シジ

リーダーの**指示**に従う

政党を**支持**する

ショウガイ

身体**障害**者のためのリハビリ施設　*

警察が**傷害**事件の原因を調査する

ショヨウ

所用で外出する

目的地までの**所要**時間を調べる

セイサン

代金を**精算**する

借金を**清算**する　*

セイチョウ

子どもが**成長**する

植物が**生長**する

セイトウ

正当な理由のない解雇は違法である

正統派のミステリー小説を書く

セイリョク

敵対する派閥が**勢力**を伸ばす

新しいプロジェクトに**精力**を注ぐ

タイショウ

若者を**対象**とする調査

タージ・マハルは左右**対称**の建築物だ

対照的な性格の姉妹

タイセイ

資本主義**体制**では市場が経済を動かす

受け入れ**態勢**を整える

*「時機」は、「ちょうどよい機会」「チャンス」という意味。

*身体障害者等の「障害」は、「害」という字を用いるのを避けて、「障碍」「障がい」などと書かれることもある。「碍」は、常用漢字表にない表外漢字である。

*「清算」は、過去のことにはっきりと決着をつけるという意味。

チンツウ

沈痛な面持ち

鎮痛剤を服用する

ツイキュウ

真理を追究する

利益を追求する

責任を追及する

テキセイ

適正な価格について市場調査を行う

リーダーとしての適性が評価される

ドウシ

友達同士で買い物に行く

ともに闘ってきた同志

ヒョウキ

漢字とひらがなで表記する

標記の件につきご報告します ＊

ヘイコウ

両方の作業を並行して行う

互いに平行な直線

平衡感覚を失う

ホケン

病気に備えて民間の医療保険に加入する

保健衛生の観点から消毒を徹底する

ホショウ

身元を保証する

最低限の生活を保障する

損害を補償する

ヨウケン

どのようなご用件でしょうか

資格を得るための要件を満たす

＊「標記」とは、標題、つまりタイトルのこと。たとえば、メールの件名を「○○○○」としたときに、そのメールの本文では、「○○○○の件につきまして……」と書く代わりに、「標記の件につきまして……」と書くことがある。

練習問題

問1 傍線部のカタカナを漢字に直しなさい。

①
ア この席はアいていますか。
イ この店は何時にアきますか。

ア
イ

②
ア 何度もアヤマったのに許してくれない。
イ 目測をアヤマって階段から落ちた。

ア
イ

③
ア 大会で好成績をオサめる
イ 今月分の会費をオサめる。

ア
イ

④
ア 洗剤を容器に詰めカえる。
イ 次の駅で地下鉄に乗りカえる。

ア
イ

⑤
ア 薬がキいてきて、だいぶん楽になった。
イ 自転車のブレーキがキかない。

ア
イ

⑥
ア 川にソった道を歩く。
イ ご期待にソえるようにがんばります。

ア
イ

⑦
ア 彼女はいつも笑顔をタやさない。
イ こんなひどい仕打ちにはタえられない。

ア
イ

⑧
ア 部長の代理をツトめる。
イ 新商品の普及にツトめる。

ア
イ

⑨
ア 予定が一日ノびた。
イ 身長が五センチもノびた。

ア
イ

⑩
ア 面倒な仕事は、ハヤいうちに片づけておこう。
イ 光は、音よりもハヤく届く。

ア
イ

問2 傍線部のカタカナを漢字に直しなさい。

①ア 検査した結果、イジョウはなかった。
イ 世界中でイジョウ気象が起きている。

ア ____ イ ____

②ア 犯人に人質のカイホウを求める。
イ 市の施設を一般にカイホウする。

ア ____ イ ____

③ア 彼女は多くのファンからシジされている。
イ 医師のシジの下に注射を行う。

ア ____ イ ____

④ア システムショウガイで銀行のATMが停止した。
イ ショウガイ罪で逮捕される。

ア ____ イ ____

⑤ア 自らの行為をセイトウ化する。
イ 主役の俳優は、セイトウ派の美男子と評判だ。

ア ____ イ ____

⑥ア 赤と黒のタイショウが鮮やかだ。
イ 建物がタイショウに配置されている。

ア ____ イ ____

⑦ア 飛行機が着陸タイセイに入った。
イ 組織のタイセイを整備する。

ア ____ イ ____

⑧ア 高機能と使いやすさをツイキュウする。
イ 政治家のスキャンダルをツイキュウする。

ア ____ イ ____

⑨ア どんな仕事に向いているか、テキセイを調べる。
イ 医薬品のテキセイな使用を求める。

ア ____ イ ____

⑩ア 生活習慣改善のためホケン指導を受ける。
イ この治療には、ホケンが適用される。

ア ____ イ ____

語彙を豊かにする

ここからは、文章や日常会話でよく使われる、ことわざや慣用句、四字熟語などを取り上げる。これらの言葉が文章の中に出てきたり、会話の中で誰かが使ったりしたときに理解できるようにし、自分でも使いこなせるようになることが目標である。

▽よく使われることわざとその意味

案ずるより産むが易《やす》し＊
前もってあれこれ考えるよりも、思い切って実行してみると案外うまくいくものだ。

言うは易く行うは難《かた》し＊
何事も口で言うのは簡単だが、実行するのは難しい。

石の上にも三年
何事も根気よく続ければ、いつか必ず成功する。

石橋を叩いて渡る
用心を重ねて、物事を慎重に行うこと。

急がば回れ
危険な近道を選ぶより、遠回りでも確実な手段を選んだほうが早く目的を達成できる。

一難去ってまた一難
次から次へと災難が降りかかってくること。

一寸先は闇
ほんの少し先のことでも、将来を予測するのは難しい。

井の中の蛙《かわず》大海を知らず＊
自分の周りの狭い世界のことしか知らない様子。

言わぬが花
口に出して言わないほうがよいこと。

馬の耳に念仏
人の忠告や教えに耳を貸さない様子。

絵に描いた餅
実現する見込みがないこと。

＊「案ずるより産むが易し」「言うは易く行うは難し」の「易し」「易く」は「やすし」「やすく」と読み、「簡単だ」という意味を表す。「言うは易く行うは難し」の「難し」は「かたし」と読み、「難しい」という意味である。いずれも、常用漢字表に記載されていない表外読みである。

＊「井の中の蛙《かわず》」とは、井戸の中にいるカエルのこと。「蛙」は常用漢字表に記載されていない表外漢字。

縁の下の力持ち
人の気づかない所で他人のために努力している人。

鬼に金棒
強い者が、力を得てますます強くなること。

帯に短したすきに長し
中途半端で役に立たないこと。

溺れる者はわらをもつかむ
困ったときはどんなに頼りないものにでもすがりたくなること。

壁に耳あり障子に目あり
どこで誰が聞いているかわからない。

かわいい子には旅をさせよ
子どものためを思うなら、甘やかさずに苦労をさせて経験を積ませるのがよい。

堪忍袋の緒が切れる
抑えてきた怒りが爆発すること。

君子《くんし》危うきに近寄らず
思慮深い人は、危険なことをはじめから避けるものだ。

けがの功名
失敗したことが逆によい結果を生むこと。

後悔先に立たず
してしまったことを後から悔やんでも取り返しがつかない。

弘法《こうぼう》筆を選ばず ＊
本当の達人はどんな道具でも使いこなせる。

弘法にも筆の誤り ＊
どんな達人でも失敗することはある。

転んでもただでは起きない
失敗してもそこから何か利益を得ようとする強欲さや根性がある様子。

朱に交われば赤くなる
人は、交際する相手によって善人にも悪人にもなる。

人事を尽くして天命を待つ
できるだけの努力をして結果は天に任せる。

過ぎたるは及ばざるがごとし
何事も、やりすぎることはやり足りないのと同じくらいよくない。

＊「弘法筆を選ばず」「弘法にも筆の誤り」の「弘法」とは、平安時代に真言宗を開いた僧・空海に贈られた「弘法大師」の名をさす。弘法大師の名がこのようなことわざに登場するのは、空海が書道の達人として知られたことによる。
「弘法にも筆の誤り」と同じ意味をもつことわざに、「猿も木から落ちる」「河童の川流れ」がある。

捨てる神あれば拾う神あり
誰かに見捨てられても、救いの手を差し伸べてくれる人がどこかにいるものだ。

背に腹はかえられぬ
差し迫った大事のためには、他のことを構ってはいられない。

千里の道も一歩から
どんな大事業も、手近な第一歩から始まる。

備えあれば憂いなし
日頃から準備しておけば、いざというときに心配がない。

立つ鳥跡を濁さず
立ち去る者は、見苦しくないように後始末をきちんとするべきだ。

短気は損気
短気を起こすと、結局自分が損をする。

ちりも積もれば山となる
わずかなものでも、積もり積もれば大きなものになる。

月とすっぽん
同じようでも実際には大違いであること。

罪を憎んで人を憎まず
犯した罪を憎んでも、罪を犯したその人まで憎むべきではない。

敵に塩を送る
普段は争っている相手が苦境に陥っているときに手助けをすること。

天は二物を与えず
長所ばかりそろっている人はいない。

灯台もと暗し
身近なことにはかえって気づきにくい。

所変われば品変わる
風俗や習慣は土地によって異なる。

取らぬ狸《たぬき》の皮算用
手に入るかどうかわからないものを当てにすること。

無い袖は振れない
持っていないものやお金は、出したくても出せない。

プラスα

◉二つの意味をもつことわざ
ことわざには、次のように二通りの意味に解釈できるものがある。二つの意味が正反対になることもある。

犬も歩けば棒に当たる
①何かをしようとしたために災難に遭うこともある。
②何かをしていると、思いがけず幸運に恵まれることもある。

鉄は熱いうちに打て
①人は柔軟性のある若いうちに鍛えるべきだ。
②物事は時機を逃さないように行うべきだ。

出る杭《くい》は打たれる
①才能がある人は、とかく人から憎まれる。
②差し出がましいことをすると非難される。

情けは人のためならず＊
人に親切にしておくと、やがてはよい報いとなって自分に返ってくる。

七転び八起き
何度失敗しても、奮起して立ち上がること。

逃がした魚は大きい
一度手に入れかけて失ったものは、実際よりも大きく見える。

二兎《と》を追う者は一兎をも得ず
同時に二つのことをしようとすると、結局どちらもうまくいかない。

猫に小判
貴重なものを与えても、相手にその価値がわからなければ意味がない。

能ある鷹《たか》は爪を隠す
本当に実力のある人は、そのことをむやみにひけらかさないものだ。

喉元過ぎれば熱さを忘れる
苦しい経験も、過ぎ去ってしまうとその苦しさを忘れてしまう。

花より団子
外観よりも実質を重んじること。

人のふり見て我がふり直せ
他人の行いのよいところや悪いところを見て、自分の行いを反省し、改めよ。

火のない所に煙は立たぬ
うわさが立つからには、何かしら根拠があるはずだ。

百聞は一見にしかず
人の話を何度も聞くよりも、自分の目で確かめたほうがよい。

坊主憎けりゃ袈裟《けさ》まで憎い
その人が憎いと、その人に関係あるものすべてが憎くなること。

仏の顔も三度
どんなに温厚な人でも、何度もひどいことをされれば怒る。

骨折り損のくたびれもうけ
苦労したのに何の利益も得られないこと。

＊「情けは人のためならず」を、人に情けをかけることはその人のためにならない」という意味に解釈するのは誤り。

プラスα

◉反対の意味のことわざ
ことわざには、よく似た意味のものも多いが、次のように、正反対の意味をもつものもよくある。それぞれのことわざの意味を調べてみよう。

- **好きこそものの上手なれ**
- **下手の横好き**
- **先《さき》んずれば人を制す**
- **急《せ》いては事をし損じる**
- **三人寄れば文殊《もんじゅ》の知恵**
- **船頭多くして船山に上る**

▽よく使われる慣用句とその意味

揚げ足を取る：人の言葉尻をとらえて非難する
味を占める：一度うまくいったことが忘れられずに、次も同じことを期待する
危ない橋を渡る：危険な手段を用いる
油を売る：おしゃべりして仕事を怠ける
板に付く：経験を積み職業や地位に態度や物腰が適合する
板挟みになる：どちらに味方するか決めかねる
一目《いちもく》置く：相手が自分よりも優れていると認めて敬意を払う
お株を奪う：ある人が得意なことを、別の人がもっとうまくやってしまう
お茶を濁す：曖昧にしてごまかす
音頭を取る：先頭に立って物事を進める
合点《がてん》が行く：納得できる
角が立つ：言動が相手の感情を刺激し、人間関係が険悪になる
角が取れる：年を取ったり、経験を積んだりして人柄が穏やかになる
株が上がる：その人の評価が高まる
かぶとを脱ぐ：降参する
鎌をかける：巧みに問いかけて、相手に本当のことを言わせようとする
ぐうの音も出ない：やり込められて一言も反論できない
くぎを刺す：前もって警告する
軍配が上がる：勝ったと認められる
けんもほろろ：冷たくはねつける様子
腰が重い：なかなか行動しようとしない
腰が低い：他人に対して謙虚な態度をとる
ごまをする：私利私欲のため他人にへつらう
小耳にはさむ：聞くともなしに聞く
さじを投げる：諦めて見放す
さばを読む：年齢などの数をごまかす
尻尾《しっぽ》を出す：正体を現す
尻尾をつかむ：動かぬ証拠を押さえる
尻尾を巻く：降参する
しびれを切らす：待ちくたびれる
重箱の隅をつつく：細かいことをうるさく言う
尻に火が付く：物事が差し迫っている

プラスα

◉顔に関する慣用句

慣用句には顔や体に関するものがたくさんある。「顔」という語が含まれる慣用句を見てみよう。

- **顔が売れる**：有名になる
- **顔が利く**：信用や力があるので無理を通せる
- **顔が立つ**：面目が保たれる
- **顔が潰れる**：面目を失う
- **顔が広い**：知り合いが多い
- **顔から火が出る**：恥ずかしい
- **顔に書いてある**：何も言わなくても表情に気持ちが表われている
- **顔に泥を塗る**：恥をかかせる
- **顔を貸す**：頼まれて人に会う
- **顔を出す**：出向く

白い目で見る：冷ややかな目つきで見る
辛酸をなめる：多くのつらい経験をする
心臓に毛が生えている：ずうずうしい
涼しい顔：知らぬふり
雀の涙：ほんの少ししかないこと
図に乗る：つけあがる
隅に置けない：意外に才能や知識をもっているので侮れない
そつがない：手抜かりがなく行き届いている
袖にする：親しくしていた人を冷たくあしらう
高が知れている：たいしたことはない
高嶺《たかね》の花：欲しくても手に入れることができず、ただ眺めることしかできないもの
高飛車に出る：高圧的な態度をとる
高みの見物：何もせずに傍観すること
高をくくる：たいしたことはないと見くびる
たがが外れる：抑制が利かなくなる
竹を割ったよう：性格がさっぱりしている
立つ瀬がない：面目が立たない
頼みの綱：頼りにしている人や物事

玉にきず：すぐれたものにわずかな欠点がある
たんかを切る：威勢よくまくし立てる
茶々を入れる：話のじゃまをする
面《つら》の皮が厚い：厚かましい
てんぐになる：得意になって、人を見下すような態度をとる
てんびんにかける：どちらを選んだほうが得か比較する
取りつく島もない：頼りたい相手に冷たく突き放されている様子
泥をかぶる：一人で責任を負う
長い目で見る：現状だけで判断せずに、将来に期待をかけて気長に見守る
鳴かず飛ばず：長らく活躍できずにいる
謎を掛ける：遠回しに言う
波風が立つ：もめごとが起きる
涙をのむ：悔しいのを我慢する
鳴りをひそめる：活動せずにじっとしている
西も東も分からない：その土地のことを何も知らない＊

プラスα

◉口に関する慣用句
ここでは「口」という語が含まれる慣用句を見てみよう。
・**口が堅い**：秘密をよく守る
・**口が軽い**：秘密をすぐ漏らす
・**口が過ぎる**：言い過ぎだ
・**口が滑る**：うっかり言ってしまう
・**口が減らない**：あれこれとへりくつを並べる
・**口に合う**：食べ物が好みに合う
・**口ほどにもない**：本人が言うほどたいしたことはない
・**口を利く**：間を取り持つ
・**口を酸っぱくして**：何度も忠告する
・**口をつぐむ**：黙る
・**口を挟む**：話に割り込む

＊「西も東も分からない」には「物事を理解する力が全くない」という意味もある。

煮ても焼いても食えない：したたかでどうにも手に負えない

二の足を踏む：ためらう

二の次にする：後回しにする

二の舞を演じる：他の人がしたのと同じ失敗をする

抜け目がない：要領がいい・ずる賢い

ぬれ衣を着せられる：無実の罪を負わされる

猫の手も借りたい：忙しい

猫もしゃくしも：誰でも

猫をかぶる：本性を隠しておとなしくする

根も葉もない：何の根拠もない

音《ね》を上げる：弱音を吐く

年季が入る：経験を積んで熟練している

年貢《ねんぐ》の納め時：物事をあきらめなくてはならない時期

喉から手が出る：欲しくてたまらない

乗りかかった船：いったんやりだした以上、途中で投げ出すことはできない

化けの皮がはがれる：隠していた正体が現れる

箸にも棒にもかからない：ひどすぎてどうにも扱いようがない

恥も外聞もない：なりふり構わない様子

蜂の巣をつついたよう：収拾がつかないほど大騒ぎになっている

花を持たせる：勝ちや手柄を譲る

歯に衣着せぬ：思っていることを遠慮なくずけずけ言う

羽をのばす：束縛から解き放たれて、のびのびと行動する

幅を利かせる：その社会で勢力をもつ

腫れ物に触るよう：気を使っておそるおそる接する様子

ひいきの引き倒し：ひいきしすぎて、かえって当人のためにならないこと

一皮むける：経験を積んで成長する

一筋縄ではいかない：普通のやり方ではうまく扱えない

火に油を注ぐ：好ましくない状況に刺激を与えて、さらに事態を悪化させる

プラスα

◉手に関する慣用句①

ここでは「手」という語が含まれる慣用句を見てみよう。

- **手があく**：暇ができる
- **手が後ろに回る**：逮捕される
- **手が掛かる**：世話が焼ける
- **手が込む**：手間が掛かっている
- **手がすく**：暇ができる
- **手が付けられない**：扱いかねる
- **手が離せない**：何かをやりかけていて中断できない
- **手が早い**：仕事が早い・異性とすぐに関係をもつ・すぐ暴力を振るう
- **手が塞がる**：何かをしているので他のことができない
- **手が回らない**：忙しくてそのことをする余裕がない
- **手ぐすね引く**：今か今かと待ち構えている
- **手心を加える**：手加減する
- **手塩にかける**：世話をする
- **手玉に取る**：相手を自由に操る

日の目を見る：世間に知られるようになる
冷や水を浴びせる：気勢をそぐ
氷山の一角：重大な問題のほんの一部分だけが表面に現れている様子
火を見るよりも明らか：明白で疑う余地がない
風前のともしび：窮地に陥っている様子
袋のねずみ：追い詰められて逃げ場がない
筆が立つ：文章を書くのが上手い
懐《ふところ》が暖かい：所持金がたくさんある
懐が痛む：所持金が減る
懐が深い：心が広く包容力がある
へそを曲げる：すねる
棒に振る：それまで積み重ねてきたものや、これから手にするはずのものを失う
ほとぼりが冷める：事件などへの人々の関心が薄れる
魔が差す：出来心を起こす
間が悪い：タイミングが悪い・きまり悪い
真に受ける：言われたことをそのまま素直に受け取る

眉唾もの：本当かどうか疑わしいこと
真綿で首を絞める：じわじわと痛めつける
右に出る者がいない：一番優れた者である
水が合う：職場や環境が性格に合う
水と油：性質がまったく合わない
水の泡：それまでの苦労がむだになる
水を得た魚：生き生きとしている様子
水を差す：順調にいっていることなどに対し、わきから邪魔をする
身も蓋もない：表現が露骨すぎる
虫が知らせる：悪い予感がする
虫の居所が悪い：機嫌が悪い
もっけの幸い：思いがけない幸運
もってのほか：とんでもないこと
元のさやに収まる：けんか別れをしていた人が親しい関係に戻る
元も子もない：すべてを失う
柳の下のどじょう：一度成功した方法を再び試して、うまくいくよう期待すること
渡りに舟：必要なものや人が都合よく揃う

プラスα

◉手に関する慣用句②

- **手取り足取り**：親切に教える様子
- **手に汗を握る**：はらはらする
- **手に余る**：自分の能力では扱いきれない
- **手に入れる**：自分のものにする
- **手に負えない**：扱いかねる
- **手に付かない**：他のことに気を取られて集中できない
- **手に取るよう**：はっきりわかる
- **手の施しようがない**：ひどい状態でどうすることもできない
- **手も足も出ない**：なすすべがない
- **手を上げる**：なぐりかかる
- **手を打つ**：予想される事態に対して手段を講じる・お互いに妥協して合意する
- **手を替え品を替え**：いろいろな方法で
- **手を焼く**：手こずる

▽よく使われる四字熟語とその意味

意気投合《いきとうごう》：気が合うこと
異口同音《いくどうおん》：多くの人の意見が一致すること
以心伝心《いしんでんしん》：言葉を交わさなくても心が通じ合っていること
意味深長《いみしんちょう》：深い意味が隠されていること
右往左往《うおうさおう》：まごまごしてうろつくこと
有象無象《うぞうむぞう》：大勢の取るに足りない人たち
海千山千《うみせんやません》：さまざまな経験を積んだ、したたかで手強い相手
汚名返上《おめいへんじょう》：悪い評判を自らの行いによって晴らすこと
温故知新《おんこちしん》：古いことをよく研究することで、新しい真理や知識を得ること
我田引水《がでんいんすい》：物事を自分の都合のいいように取り計らうこと
冠婚葬祭《かんこんそうさい》：成人式・結婚式・葬式・法事などの儀式
勧善懲悪《かんぜんちょうあく》：よい行いをすすめ、悪者を懲らしめること
危機一髪《ききいっぱつ》：非常に危険な状態
起死回生《きしかいせい》：絶望的な状態から立ち直らせること
起承転結《きしょうてんけつ》：文章や物語の、始めから終わりまでの構成
疑心暗鬼《ぎしんあんき》：いったん疑い出すと何もかも疑わしく思えてくること
奇想天外《きそうてんがい》：奇抜な発想
喜怒哀楽《きどあいらく》：喜び・怒り・悲しみ・楽しみなどの、人間の感情すべて
急転直下《きゅうてんちょっか》：急に形勢が変わって解決に向かうこと
共存共栄《きょうぞんきょうえい》：互いに助け合って共に栄えること
空前絶後《くうぜんぜつご》：過去に例がなく、将来も起こりそうにないこと
群雄割拠《ぐんゆうかっきょ》：多くの実力者が互いに勢力を争っている状態
厚顔無恥《こうがんむち》：恥知らずで厚かましいこと
公私混同《こうしこんどう》：公的なことと私的なことのけじめがないこと
公明正大《こうめいせいだい》：公正でやましいところがないこと
孤軍奮闘《こぐんふんとう》：たった一人で一生懸命がんばること

プラスα

◉四字熟語とその由来

一期一会《いちごいちえ》

意味 人との出会いは一生に一度のことだと考えて大切にすべきである。

由来 もとは茶の湯の精神を説いた言葉で、茶会は毎回一生に一度のことと心得て、誠心誠意行うべきであるという教えを表している。

古今東西《ここんとうざい》：あらゆる時代のあらゆる場所

後生大事《ごしょうだいじ》：とても大切にしていること

小春日和《こはるびより》：春のように暖かい初冬の日

孤立無援《こりつむえん》：助けてくれる者がいないこと

言語道断《ごんごどうだん》：もってのほか

懇切丁寧《こんせつていねい》：細かく行き届いていること

賛否両論《さんぴりょうろん》：賛成と反対の両方の意見があること

自画自賛《じがじさん》：自分で自分をほめること

時期尚早《じきしょうそう》：そのことを行うには早すぎること

試行錯誤《しこうさくご》：何度も失敗を重ねながら、少しずつ目標に近づいていくこと

自業自得《じごうじとく》：自分のしたことが原因で報いを受けること

自作自演《じさくじえん》：自分で計画し、自分で実行すること・人をだますために仕組んだ芝居

事実無根《じじつむこん》：まったく事実でないこと

時代錯誤《じだいさくご》：考え方が古く、現代の価値観に合わないこと

質実剛健《しつじつごうけん》：飾り気がなく真面目で、健やかであること

自暴自棄《じぼうじき》：やけになること

自問自答《じもんじとう》：自分に問いかけて自分で答えること

弱肉強食《じゃくにくきょうしょく》：弱い者が強い者のえじきになること

社交辞令《しゃこうじれい》：本心からではないほめ言葉

終始一貫《しゅうしいっかん》：最初から最後まで方針や態度を変えないこと

首尾一貫《しゅびいっかん》：最初から最後まで方針や態度を変えないこと

順風満帆《じゅんぷうまんぱん》：物事が順調に進んでいる様子

情状酌量《じょうじょうしゃくりょう》：罪を犯した事情に同情すべき点があると認めて、刑罰を軽くすること

正真正銘《しょうしんしょうめい》：間違いなく本物であること

枝葉末節《しようまっせつ》：あまり重要でないささいなこと

初志貫徹《しょしかんてつ》：初めに思い立った考えを最後まで貫くこと

支離滅裂《しりめつれつ》：ばらばらでまとまりがないこと

心機一転《しんきいってん》：気持ちを切り替えること

神出鬼没《しんしゅつきぼつ》：どこからともなく現れては消えること

針小棒大《しんしょうぼうだい》：小さいことをおおげさに言うこと

プラスα

●四字熟語とその由来

呉越同舟《ごえつどうしゅう》

意味 仲の悪い者どうしが同じ場所に居合わせること。

由来 呉と越は、古代中国の春秋時代にあった国の名。敵対していた両国の人が、たまたま同じ舟に乗り合わせたときに嵐に遭い、力を合わせて助け合ったという故事による。

森羅万象《しんらばんしょう》：世の中にあるすべての物事や現象

聖人君子《せいじんくんし》：知恵と徳を兼ね備えた理想的な人物

誠心誠意《せいしんせいい》：真心をこめて物事を行うこと

清廉潔白《せいれんけっぱく》：心が清らかで汚《けが》れがないこと

絶体絶命《ぜったいぜつめい》：逃れられない危機に直面している状態

前人未到《ぜんじんみとう》：いまだかつて誰も行ったことのない場所・誰も達成していない偉業

戦々恐々《せんせんきょうきょう》：これから起きることを恐れて、おびえている様子

前代未聞《ぜんだいみもん》：今まで聞いたこともないような珍しい出来事

相思相愛《そうしそうあい》：互いに愛し合っていること

大器晩成《たいきばんせい》：大きなことを成す人物は世に出るまでに時間がかかること

大義名分《たいぎめいぶん》：行いを正当化する筋の通った理由

大胆不敵《だいたんふてき》：相手を恐れる様子が少しもないこと

他人行儀《たにんぎょうぎ》：親しい仲なのによそよそしく振る舞うこと

他力本願《たりきほんがん》：他人の力を当てにすること

男尊女卑《だんそんじょひ》：男性の地位は女性よりも上だという偏った考え方

単刀直入《たんとうちょくにゅう》：前置きなしに、すぐに本題に入ること

朝令暮改《ちょうれいぼかい》：命令が頻繁に変わること

適材適所《てきざいてきしょ》：その人の資質に合った仕事を与えること

手練手管《てれんてくだ》：人をだますための手段

年功序列《ねんこうじょれつ》：勤続年数によって地位が決められること

薄利多売《はくりたばい》：利益を少なくして数多く売ること

半信半疑《はんしんはんぎ》：信じきれないこと

反面教師《はんめんきょうし》：悪いお手本になること

美辞麗句《びじれいく》：相手を喜ばせるために、美しく飾り立てた言葉

品行方正《ひんこうほうせい》：行いが正しいこと

不言実行《ふげんじっこう》：黙って行動すること

付和雷同《ふわらいどう》：自分の考えがなく、他人の意見に安易に従うこと

傍若無人《ぼうじゃくぶじん》：勝手気ままに振る舞うこと

プラスα

◉数字を含む四字熟語①

四字熟語には数字を含むものがたくさんある。次の例を見てみよう。

- **一日千秋**：一日が千年に感じられるほど待ち遠しいこと
- **一喜一憂**：状況が変わるたびに、いちいち喜んだり悲しんだりして落ち着かない様子
- **一石二鳥**：一つのことをして二つの利益を得ること
- **一網打尽**：一度に全員を捕まえること
- **一目瞭然**：ひと目見ればはっきりわかること
- **一触即発**：危機が迫っていること
- **一朝一夕**：わずかな時間
- **一長一短**：長所も短所もあること
- **一刀両断**：思い切ってきっぱりと処置すること
- **二束三文**：価値がないこと
- **再三再四**：何度も

抱腹絶倒《ほうふくぜっとう》：腹を抱えて大笑いすること

本末転倒《ほんまつてんとう》：大切なこととどうでもよいことの扱いが逆になること

無病息災《むびょうそくさい》：病気をせず元気でいること

無味乾燥《むみかんそう》：内容が乏しく、味気ないこと

無理難題《むりなんだい》：無茶な言いがかり

名誉挽回《めいよばんかい》：失った評判を取り戻すこと

面従腹背《めんじゅうふくはい》：表向きは従うと見せかけて、内心では背くこと

物見遊山《ものみゆさん》：あちこち見物して遊び歩くこと

門外不出《もんがいふしゅつ》：家の外に出さないほど大事にしているもの

問答無用《もんどうむよう》：話し合っても意味がないこと・議論しても意味がないと決め付けてしまうこと

有言実行《ゆうげんじっこう》：言ったことを責任もって実行すること

優柔不断《ゆうじゅうふだん》：意志が弱く、なかなか決断ができないこと

有名無実《ゆうめいむじつ》：名前や評判だけで、実質が伴わないこと

悠々自適《ゆうゆうじてき》：世間のわずらわしさを逃れて、心静かに、自分の思うように過ごすこと

油断大敵《ゆだんたいてき》：注意を怠ることは、災いをもたらす敵に等しいということ

用意周到《よういしゅうとう》：準備が行き届いて抜かりないこと

容姿端麗《ようしたんれい》：顔立ちも姿も美しいこと

欲求不満《よっきゅうふまん》：欲求が満たされないためにいらいらしている状態

流言飛語《りゅうげんひご》：根拠のない、でたらめなうわさ

竜頭蛇尾《りゅうとうだび》：最初だけ勢いがよく、だんだん尻すぼみになること

理路整然《りろせいぜん》：話の筋道がきちんと通っていること

臨機応変《りんきおうへん》：その場の状況に応じて適切な措置を講じること

老若男女《ろうにゃくなんにょ》：年齢も性別も関係なく、すべての人

論功行賞《ろんこうこうしょう》：手柄に応じてほうびを与えること

和気藹々《わきあいあい》：なごやかで打ち解けた雰囲気が満ちている様子

和洋折衷《わようせっちゅう》：日本と西洋の、それぞれのよいところをうまく取り入れること

プラスα

◉数字を含む四字熟語②

- **三寒四温**：寒い日が数日続いた後で暖かい日が数日続くような天候
- **三々五々**：人々が少人数ずつばらばらに点在・行動する様子
- **四苦八苦**：非常に苦しむこと
- **五里霧中**：見通しがつかないこと
- **七転八倒**：苦しんでのたうち回ること
- **十中八九**：おおかた
- **十人十色**：人の性格はさまざまであること
- **十年一日**：長い間変わりばえしないこと
- **百戦錬磨**：何度も戦いをくぐり抜けてきた強者
- **千載一遇**：またとない好機
- **千両役者**：優れた俳優・目覚ましい活躍をする人

練習問題

問1　次の①～⑤のことわざの意味として適切なものを、それぞれ、ア～ウの中から選びなさい。

①案ずるより産むが易《やす》し

ア　何事も口で言うことは簡単だが、実行するのは難しい。

イ　行動する前にゆっくり考えたほうが、物事はうまくいく。

ウ　前もってあれこれ考えるよりも、思い切って実行してみると案外うまくいくものだ。

□

②君子《くんし》危うきに近寄らず

ア　危険を冒さずに成功を得ることはできない。

イ　人と争ってまで何かを手に入れようとすると、結局痛い目に遭う。

ウ　思慮深い人は、危険なことをはじめから避けるものだ。

□

③けがの功名

ア　あまりよくないことで有名になること。

イ　失敗したことが逆によい結果を生むこと。

ウ　失敗することは自分の成長につながるのだから、失敗を恐れる必要はない。

□

④無い袖は振れない

ア　持っていないものやお金は、出したくても出せない。

イ　自分の実力以上のことをしようとしても、うまくいくことはない。

ウ　手に入るかどうかわからないものを当てにするのは愚かだ。

□

⑤情けは人のためならず

ア　同情して甘い態度で接するよりも、とことん厳しくしたほうがその人のためになる。

イ　人に同情されることほどみじめなものはない。

ウ　人に親切にしておくと、やがてはよい報いとなって自分に返ってくる。

□

問2

次の①～⑩の記述に合う意味をもつ慣用句を、ア～ツの中から選びなさい。

① 年を取ったり、経験を積んだりして人柄が穏やかになる。

② 事件などへの人々の関心が薄れる。

③ ある人が得意なことを、別の人がもっとうまくやってしまう。

④ 思いがけない幸運。

⑤ 動かぬ証拠を押さえる。

⑥ たいしたことはないと見くびる。

⑦ 冷たくはねつける様子。

⑧ ほんの少ししかないこと。

⑨ 手加減する。

⑩ あれこれとへりくつを並べる。

選択肢

ア お株を奪う
イ 株が上がる
ウ かぶとを脱ぐ
エ 角が取れる
オ 尻尾を出す
カ 尻尾をつかむ
キ けんもほろろ
ク 雀の涙
ケ ほとぼりが冷める
コ 水を得た魚
サ もっけの幸い
シ もってのほか
ス 高飛車に出る
セ 高をくくる
ソ 口が悪い
タ 口が減らない
チ 手心を加える
ツ 手塩にかける

問3 次の①～④の空欄A、Bに漢字を入れて、四字熟語を完成させなさい。また、その四字熟語の意味をア～エの中から選びなさい。

① A 心暗 B

A □ B □ 意味 □

② A 材 B 所

A □ B □ 意味 □

③ A 頭 B 尾

A □ B □ 意味 □

④ 公 A B 同

A □ B □ 意味 □

ア 最初だけ勢いがよく、だんだん尻すぼみになること。

イ 公的なことと私的なことのけじめがないこと。

ウ いったん疑い出すと何もかも疑わしく思えてくること。

エ その人の資質に合った仕事を与えること。

問4 次の①～④の空欄A、Bに漢字を入れて、カッコ内に書かれた意味に合う四字熟語を完成させなさい。

① 一 A 一 B

意味：人との出会いは一生に一度のことと考えて大切にすべきである

A □ B □

② 一 A 一 B

意味：状況が変わるたびに、いちいち喜んだり悲しんだりして落ち着かない様子

A □ B □

③ 二 A 三 B

意味：価値がないこと

A □ B □

④ 十 A 十 B

意味：人の性格はさまざまであること

A □ B □

練習問題の解答

14〜17ページ

問1
①かえり ②さえぎ ③うるお
④ひるがえ ⑤いかく ⑥ざんてい
⑦ひじゅん ⑧じゅんしゅ ⑨はくだつ
⑩ひろう ⑪しゃふつ ⑫しんし
⑬ゆいしょ ⑭ふにん ⑮ふせつ
⑯へんせん ⑰とうしゅう ⑱れんか
⑲ふほう ⑳そうさい ㉑こうそ

問2
①繊維 ②欠陥 ③便宜
④考慮 ⑤挫折 ⑥摩擦
⑦矛盾 ⑧訴訟 ⑨推奨
⑩譲歩 ⑪妥協 ⑫嫉妬
⑬把握 ⑭頻繁 ⑮顕著
⑯覚醒 ⑰奮発 ⑱模倣
⑲抹消 ⑳猶予 ㉑擁護

問3
①イ ②イ ③ア ④ウ ⑤イ

問4
①組織 ②粗悪 ③微妙
④摘出 ⑤補強 ⑥完璧

26〜27ページ

問1
①ア 空 イ 開
②ア 謝 イ 誤
③ア 収 イ 納
④ア 替 イ 換
⑤ア 効 イ 利
⑥ア 沿 イ 添
⑦ア 絶 イ 耐
⑧ア 務 イ 努
⑨ア 延 イ 伸
⑩ア 早 イ 速

問2
①ア 異状 イ 異常
②ア 解放 イ 開放
③ア 支持 イ 指示
④ア 障害 イ 傷害
⑤ア 正当 イ 正統

⑥ア 対照　イ 対称
⑦ア 態勢　イ 体制
⑧ア 追求　イ 追及
⑨ア 適性　イ 適正
⑩ア 保健　イ 保険

40〜42ページ

問1
①ウ
②ウ
③イ
④ア
⑤ウ

問2
①エ
②ケ
③ア
④サ
⑤カ
⑥セ
⑦キ
⑧ク
⑨チ
⑩タ

問3
①A 疑　B 鬼　意味ウ
②A 適　B 適　意味エ
③A 竜　B 蛇　意味ア
④A 私　B 混　意味イ

問4
①A 期　B 会
②A 喜　B 憂
③A 束　B 文
④A 人　B 色

第2章

文章のきまり

文章を構成する一つ一つの文は、名詞、動詞、形容詞、助詞などのさまざまな言葉が結び付いてできている。それらの言葉の使い方や、言葉と言葉の結び付き方にはきまった法則があり、その法則を文法という。この章では、日本語の文法の中でも、文章を読んだり書いたりするうえで特に重要で、基本的なものを取り上げる。

主語と述語

▽述語は文の最後にある

日本語の文では、特殊な場合を除いて、**文の最後に述語が置かれる。**

例
妹は、友だちと公園に**行った。** ⬇「行った」が述語
一面に咲いた菜の花が**きれいだ。** ⬇「きれいだ」が述語
冷蔵庫のケーキを食べた犯人は**私だ。** ⬇「私だ」が述語

述語になる言葉は、**名詞・動詞・形容詞・形容動詞**である（この例では、「**行った**」が動詞、「**きれいだ**」が形容動詞、「**私だ**」が名詞（＋助動詞「だ」））。述語は、**動作・作用・性質・状態**などを表す。その**動作・作用・性質・状態などの主体となっているものが主語**である。

例
妹は、友だちと公園に**行った。** ⬇「行った」のは妹なので、「妹は」が主語
一面に咲いた**菜の花がきれいだ。** ⬇「きれい」なのは菜の花なので、「菜の花が」が主語
冷蔵庫のケーキを食べた**犯人は私だ。** ⬇「私」なのは犯人なので、「犯人は」が主語

このように、通常は文の最後に述語がくるので、**主語と述語を見つけたいときは、述語→主語の順に探すとわかりやすい。**
ただし、下記のように、述語が文の最後にこない場合もまれにある。

プラスα

◉述語が文の最後にない場合
述語が文の最後にこない文の例としては、次のような、**倒置法**を用いた文がある。
「いったい**どうなるのだろう**、このドラマの**結末は**」
また、次のように、一つの文の中に、主語と述語の組合せが二つ以上ある文もある。
①**冬が去り**、**春が来た**。
②**雨が降った**ので、**試合は中止になった**。
①のように、主語と述語をもつ二つの文が並列の関係にある文を**重文**という。②では、「試合は中止になった」という文を修飾する部分の中に「雨が降った」という主語・述語の関係が含まれている。このような文を**複文**という。

▽主語は省略されることがある

日本語の文では、**主語が省略される**ことがよくある。主語が省略されるのは、**省略しても意味が通じる場合**、つまり、述語が表している動作・作用・性質・状態などの主体が何なのかが、言うまでもなく明らかな場合である。

たとえば、前の文と**同じ主語の文が続きそうなとき**は、重複する主語を省略しても差し支えない。むしろ、省略したほうがすっきりした文になることが多い。**前の文と後の文の主語が異なる場合**は、後の文の**主語を省略することはできない**。

例

私は、料理が**好きだ**。昨日も、家族の夕食のために、朝からカレーをたくさん**作っておいた**。ところが、昼のうちに**弟が**全部**食べてしまった**。

⬇「作っておいた」のは「私」で、主語は最初の文と同じだから省略してよい。「食べてしまった」のは「弟」で、ここでは主語が変わるので省略できない（省略すると、「私が」カレーを食べたことになってしまう）。

例題

次のA～Cのうち、**主語が省略されている文はどれか**。

A　空気中には、酸素が約二十パーセント含まれている。

B　母は、昨日から妹のことばかり心配している。

C　この道を通ると必ず、小さい頃迷子になったときのことを思い出す。

プラスα

◉主語のない会話の例

話し言葉では、書き言葉よりも主語が省略されやすい。話している者どうしの間では、「私」「あなた」「私たち」のような主語を省いても言いたいことが伝わる場合が多いからである。

以下の会話では、どちらの文も主語が省かれている。

「明日、どこに行く？」

「うーん、考えとく」

例題の解答

正解 C

Aの文の述語は「含まれている」で、主語は「**酸素が**」。

Bの文の述語は「心配している」で、主語は「**母は**」。

Cの述語は「思い出す」で、主語は「**私は**」のような一人称になるはずだが、省略されている。

▽主語と述語のねじれ

次の例文はどこかがおかしい。どこをどう直せば正しい文になるだろうか。

例

私の趣味は、庭で草花を育てています。

この文の述語は、文の最後にある「育てています」である。「私の趣味」について書かれている文なので、草花を育てているのは「私」だとわかる。したがって、主語は「私は」になるはずだが、この文では、「趣味は」が主語になっているように見える。しかし、「趣味は……育てています」では意味をなさない。

このように、**主語と述語の対応が正しくない**ことが、この文がおかしな印象を与える原因になっている。これを、**主語と述語のねじれ**という。

それでは、主語と述語のねじれを解消して、この文を正しい文にするにはどうしたらよいだろうか。

主語と述語の対応を正しく直した文の例

× 私の趣味は、庭で草花を育てています。

「趣味は」を主語にするなら⬇○ 私の趣味は、庭で草花を**育てることです**。

「育てています」を述語にするなら⬇○ **私は**、庭で草花を育てています。

続いて、主語と述語の対応が正しくない（主語と述語のねじれがある）文の例を、もう一つ見てみよう。

プラスα

◉主語と述語のねじれをなくす

自分で文章を書くときも、主語と述語のねじれがある文を書いてしまわないように注意しよう。そのためのコツは、一つ一つの文をなるべく短くすることだ。文章が長くなればなるほど、主語と述語のねじれに気づきにくくなるからである。

そして、文章を書き終えたら必ず一度読み返して、おかしなところはないか確認する習慣をつけよう。

例

その記事は、今日の朝刊に書いている。

この文の主語は「記事は」、述語は「書いている」のように見えるが、「記事は……書いている」では、やはり意味をなしていない。「記事は」を主語にするなら、次のように書かなければならない。

主語と述語の対応を正しく直した文の例

× その記事は、今日の朝刊に書いている。
⬇ ○ その記事は、今日の朝刊に書かれている。
⬇ ○ その記事は、今日の朝刊に書いてある。

この場合、記事を「書く」という動作の主体は記事ではなく、その記事を書いた人（新聞記者など）である。したがって、「記事は」を主語にするなら、「書かれている」のように、**動詞を受け身の形にする**必要がある。または、「書いてある」のように、動作ではなく状態を表す述語を用いると、「記事は」を主語にした正しい文になる。

例題

次のA～Cの中から、主語と述語の対応が正しくない文を選んで、正しい文に直しなさい。ただし、主語と述語の対応が正しくない文は一つとは限らない。

A 今年の目標は、人前でうまく話せるようになりたいです。
B 昨日食べすぎたせいで、まだお腹が減らない。
C この映画は大ヒットし、テレビでも何度も放映した。

プラスα

◉動詞の形に注意

「AはBを○○する」という文を、Bを主語にした文に変えるときは、「BはAに○○られる」のように、動詞を受け身の形にする必要がある。

例 鳥が虫を食べた
→虫が鳥に食べられた

例題の解答

主語と述語の対応が正しくない文はAとC。これらを正しく直した文の例は以下の通り。
A 今年の目標は、人前でうまく話せるようになることです。
C この映画は大ヒットし、テレビでも何度も放映された。

▽述語の共用

次の例文を見てみよう。

例
技術を身に付けるには**時間がかかり**、**お金もかかる**。……①

この文は、このままでもまったく問題ないが、次のように書き換えることもできる。

書き換え例
技術を身に付けるには、**時間もお金もかかる**。……②

①の文の後半には、「時間がかかる」「お金がかかる」という二つのことが書かれている。しかし、よく見ると、この二つの部分では、「かかる」という同じ述語が繰り返されている。そこで、共通する述語を一つにまとめたのが②の文である。これを、**述語の共用**という。①の文と②の文を比べると、②のほうがより短く、すっきりした文になっている。

述語を共用した文の例をもう一つ挙げておく。

例
田舎に住んでいた頃は、よく**山や川で遊んだ**。⬆「山で遊び、川で遊んだ」

それでは、次の例文はどうだろう。

例
朝はいつも**牛乳とパンを食べる**。……③

プラスα

◉述語は共有しなくてもよい

述語を共用できる場合も、必ず共用しなければならないわけではない。上記の例では、述語を共用した②の文のほうが簡潔ですっきりしているが、①の文のように、あえて述語を共用せずに、同じ述語を繰り返すことで、言いたいことを強調する効果が得られることもある。

この文は、どこか不自然に感じられるのではないだろうか。それは、**共用できない述語を共用している**ためである。正しくは、次のように書かなければならない。

書き換え例

朝はいつも牛乳を飲み、パンを食べる。

このように直してみると、③の文がなぜ不自然に感じられたのかがよくわかる。「パンを食べる」とは言っても、「牛乳を食べる」とは言わないからである。

不自然な述語の共用を避けるには、**述語を変えて共用できるようにする**方法もある。

例

× 外は寒いので、**帽子と上着を**着た。

↓

○ 外は寒いので、**帽子を**かぶって**上着を**着た。（述語の共用を避けた例）

○ 外は寒いので、**帽子と上着を**身に付けた。（共用できる述語を選んだ例）

例題

次のA～Cの中から、適切でない文を選んで、正しい文に直しなさい。ただし、適切でない文は一つとは限らない。

A　休日は、本や音楽を聴いて過ごす。

B　旅行の楽しみは、美しい景色や郷土料理を食べることだ。

C　使用法がわからないときは、説明書か係員におたずねください。

例題の解答

A～Cの文はすべて、共用できない述語を共用しているので適切でない。これらを正しく直した文の例は以下の通り。

A 休日は、本を読んだり音楽を聴いたりして過ごす。

B 旅行の楽しみは、美しい景色を見たり、郷土料理を食べたりすることだ。

C 使用法がわからないときは、説明書をご覧になるか、係員におたずねください。

練習問題

問1　次の①〜⑩の文の主語は何か。主語がない文の場合は「なし」と答えなさい。

①猫は、たいてい高い所に登りたがる。

②犬の嗅覚は、人間よりもはるかに優れている。

③日本人は、英語のLとRの発音が苦手だ。

④ゴッホの絵は、生涯に一枚しか売れなかった。

⑤昨日は、妹と二人で映画を観に行った。

⑥今にも雨が降りそうだ。

⑦明日から夏休みが始まる。

⑧明日から一人暮らしを始める。

⑨昼食は何を食べますか。

⑩昨日から何も食べていません。

問2　次の①〜⑤の文は、主語と述語の対応が正しくない。正しい文に直しなさい。

①机の上には、家族写真が飾っている。

② 彼女の特技は、英語とドイツ語を話せます。

③ その記録は、いまだに誰にも破っていない。

④ 中学時代に熱中したことは、吹奏楽部で練習しました。

⑤ 家での私の仕事は、庭を掃除します。

問3 次の①～③の文を、正しい文に直しなさい。

① 自然豊かなこの町では、子どもたちは山や海で泳ぐ。

② 休日は、料理や買い物に行くことが多い。

③ 彼女は、ピアノもクラリネットも作曲もできる。

接続詞の役割

▽接続詞とは

接続詞は、文と文の間、または文の途中に用いられ、前の部分と後の部分を接続するとともに、**前に述べられていることがらと、後に述べられることがらの関係を表す。**

▽接続詞の分類

❶順接の接続詞(だから・すると・したがって・それで・ゆえに)

前に述べられていることがらが、後に述べられることがらの**原因**や**理由**になっていることを示す(その**結果**として、後に述べられることがらが生じている)。

例
戦争は残酷だ。だから、絶対に行うべきではない。
ドアの外から何度か声をかけてみた。すると、中から返事があった。

❷逆接の接続詞(しかし・けれども・だが・ところが)

後に述べられることがらが、前に述べられていることがらと**矛盾**したり、**対立**したりしていることを示す。

例
インターネットは便利だ。しかし、さまざまなマイナス面もある。
ドアの外から何度か声をかけてみた。けれども、いっこうに返事がない。

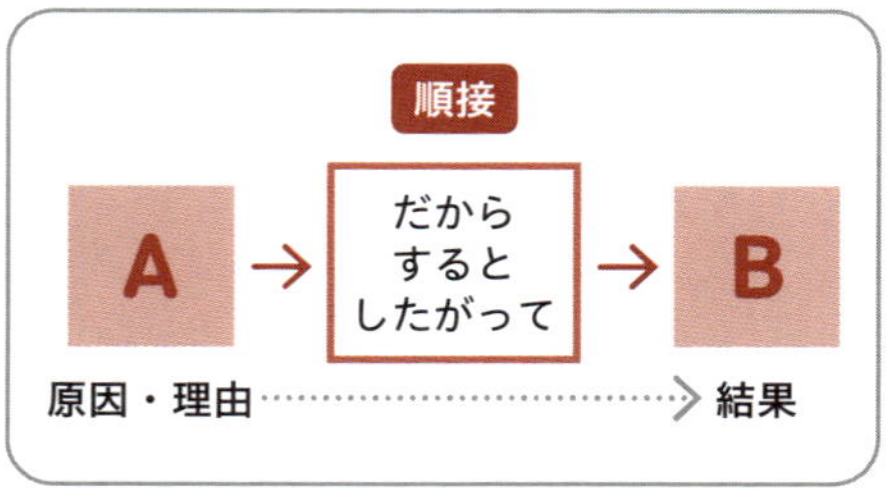

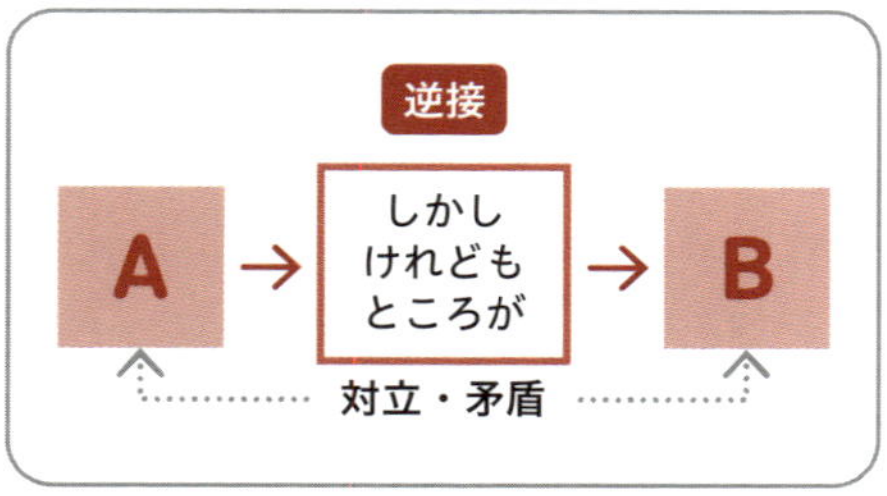

❸並立を表す接続詞（および・ならびに）

いくつかのものが**対等**な関係にあり、そのうちの**どれについても同じことが言える**ことを示す。

例 国道**および**その他の主要な道路は、すべて通行止めになった。
住所、氏名**ならびに**年齢を記入してください。

❹添加を表す接続詞（そして・さらに・しかも）

前に述べられていることがらに、後に述べられることがらを**付け加える**。

例 今も昔も、**そして**これからも、この景色はずっと変わらない。
定価の三割引きで、**さらに**ポイントが付くので今が買い時だ。

❺説明・補足を表す接続詞（つまり・すなわち）

後に述べられることがらが、前に述べられていることがらの**説明**や**言い換え**、**補足**になっている。

例 彼女は私の母の姉の子、**つまり**、いとこに当たる。
食べることは、**すなわち**生きることである。

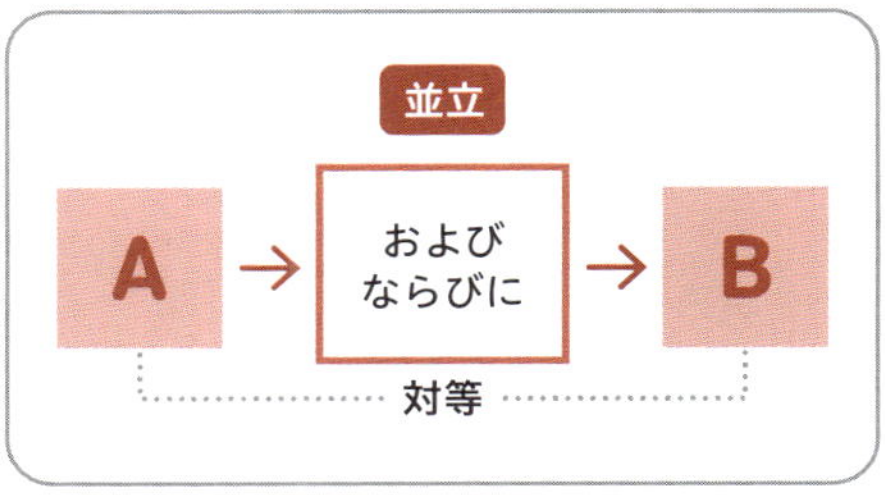

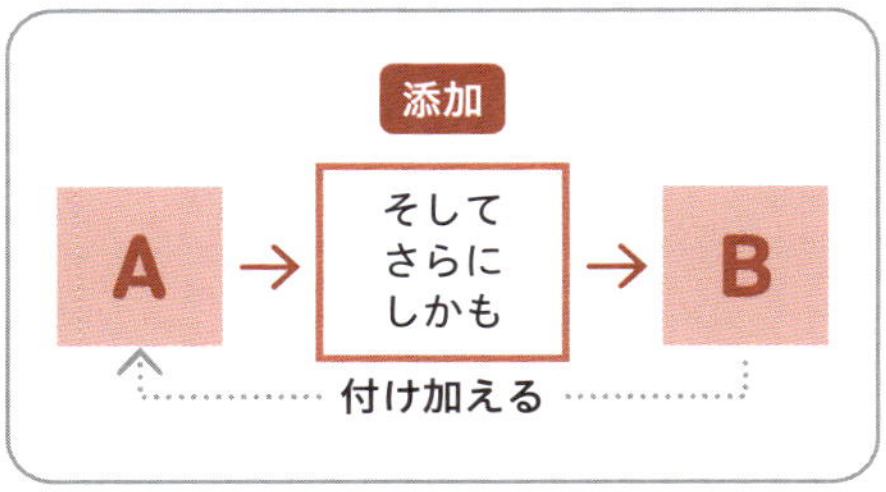

❻ 例示を表す接続詞（たとえば）

後に述べられることがらが、前に述べられていることがらの**具体例**となっている。

例　京都の有名な観光名所、**たとえば**、金閣寺や清水寺は、いつも観光客でにぎわっている。

❼ 条件・制限・例外を表す接続詞（ただし・もっとも）

後に述べられることがらが、前に述べられていることがらが成立するための**条件**を示す。
後に述べられることがらが、前に述べられていることがらに**制限**を加える。
後に述べられることがらが、前に述べられていることがらの**例外**であることを示す。

例　入場は無料です。**ただし**、小学生以下のお子様のみでのご利用はお断りします。
和食は健康にいいと言われる。**もっとも**、食べ過ぎには注意しなければならない。

❽ 選択を表す接続詞（または・もしくは・あるいは）

いくつかのもののうち、**いずれかがそれに当てはまる**ことを示す。

例　ランチメニューには、パン**または**ライスがつきます。
違反した者は、減点**もしくは**退場処分となる。

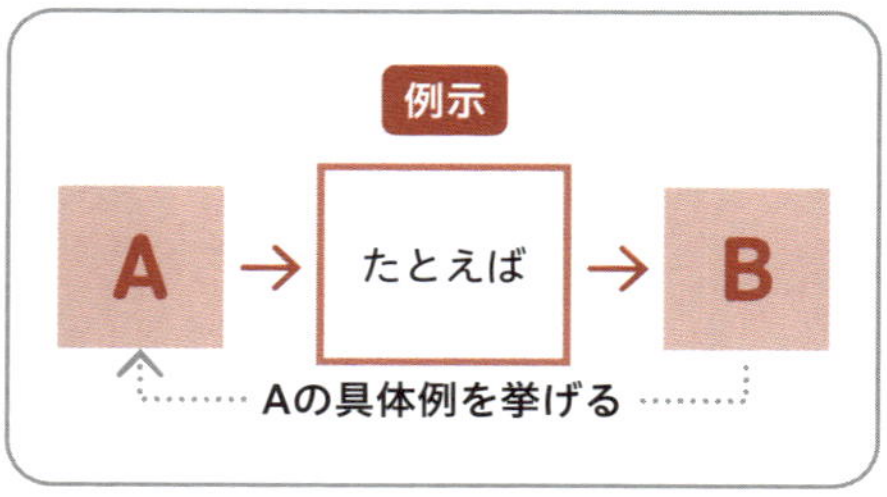

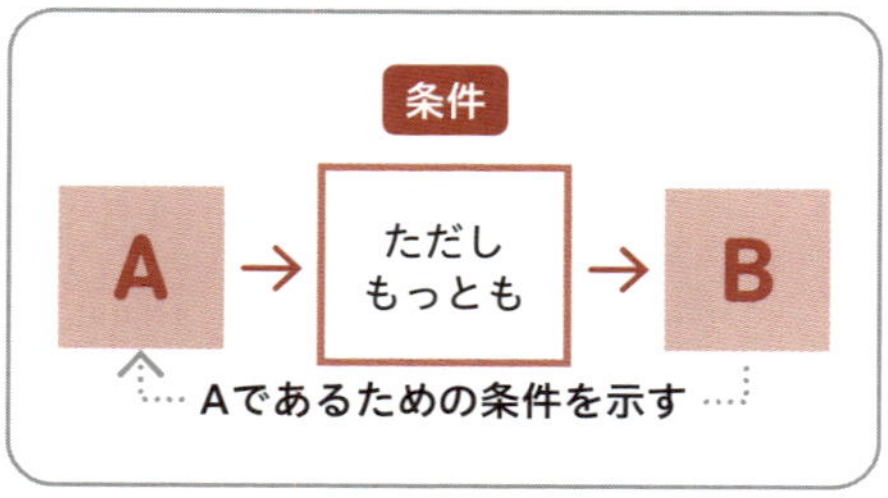

❾ 転換を表す接続詞（ところで・さて・では）

それまでしていた話をいったん打ち切って、**話題を変える**ときに用いる。

例
ところで、今日はどのようなご用件でしょうか。
さて、そろそろ出かけましょうか。

例題

次のA～Eの文の空欄に当てはまる語句を、ア～オの中から選びなさい。

A 前評判では、わたしたちのチームの優勝は確実と言われていた。□、意外な強敵が現れた。

B その製品は、従来のものよりも品質がよく、□値段も安かった。

C 部外者の立ち入りは禁止されている。□、やむを得ない事情があるときはその限りでない。

D お支払いは、現金□クレジットカードでお願いします。

E 東京にも、外国人に人気のある観光地は多い。□、浅草がそうだ。

ア ただし　イ しかも　ウ たとえば　エ または　オ ところが

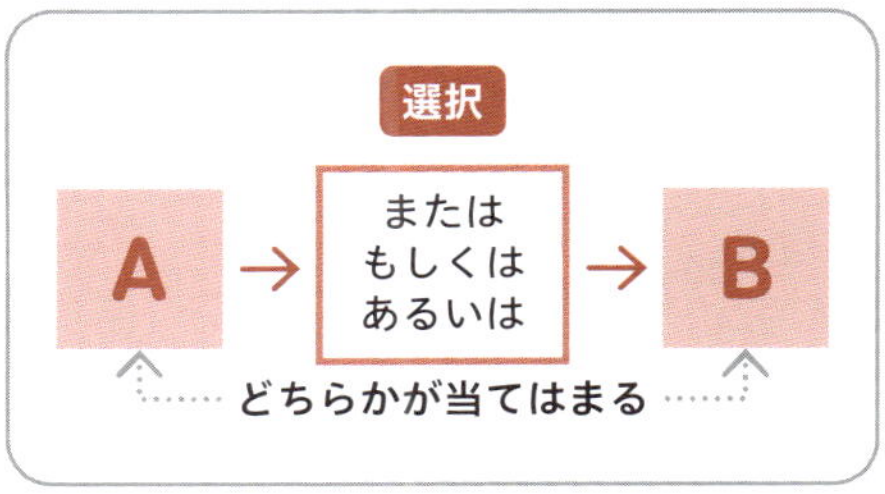

例題の解答

A オ
B イ
C ア
D エ
E ウ

練習問題

問1　次の①〜⑨の文の空欄に当てはまる接続詞を書きなさい。

①明日は早起きしたい。［　　］、今日は早く寝よう。

［　　　］

②妹は、かぜで学校を休んだ。［　　］、午後にはもう元気になって、遊びに行ったらしい。

［　　　］

③書類は、黒［　　］青のボールペンで記入してください。

［　　　］

④この店は、何を食べてもおいしい。［　　］、値段も安いのだから、きっと繁盛するに違いない。

［　　　］

⑤セール品は、通常価格の二割引で販売します。［　　］、お一人様一点限りとさせていただきます。

［　　　］

⑥今月の売上は目標を達成した。［　　］、営業戦略が効果を上げたということだ。

［　　　］

⑦日本には美しい観光地がたくさんある。［　　］、富士山や厳島神社などが挙げられる。

［　　　］

⑧昨日はお疲れさまでした。［　　］、明日の会議はどこで開かれるかご存じですか。

［　　　］

⑨こちらの用紙に、お名前［　　］ご住所を正確に記入してください。

［　　　］

問2　次の文章の空欄A～Cに当てはまる接続詞を、語群の中から選びなさい。

植物は、太陽光線のエネルギーを利用して炭水化物を作りだす、光合成というしくみをもっている。［A］、植物は、他の生物を食べなくても生きていける。［B］、動物は、植物や他の動物を食べなければ、生きるためのエネルギーを得ることができない。動物どうしで食べ合っているだけでは、やがて滅んでしまうので、動物が生存するためには、植物が生み出すエネルギーが欠かせない。

［C］、植物は、動物の呼吸に必要な酸素も供給している。光合成では、二酸化炭素と水から炭水化物と酸素が作られ、酸素は空気中に放出されるのである。

A［　　］　B［　　］　C［　　］

語群
または　けれども　たとえば　したがって
もっとも　さらに　さて　なぜなら　そこで
ところで

問3　次の接続詞に続く文を自由に書きなさい。

① あなたは犬が好きですか。それとも、［　　］。

② 彼は有名な大学を目指していた。だから、［　　］。

③ 私は辛い物が食べたいです。たとえば、［　　］。

④ 時間通りに待ち合わせ場所に着いた。しかし、［　　］。

⑤ その新商品は機能が素晴らしい。ただし、［　　］。

指示語の役割

▽指示語とは

指示語とは、**話し手と聞き手の相対的な位置関係**を基準にして、**物事や場所、方向などを指し示す**働きをもつ言葉である。指示語には、次のような種類がある。

- ・**これ・それ・あれ・どれ……物事**を指し示す代名詞
- ・**ここ・そこ・あそこ・どこ……場所**を指し示す代名詞
- ・**こちら・そちら・あちら・どちら**（こっち・そっち・あっち・どっち）……**方向**を指し示す代名詞*
- ・**こう・そう・ああ・どう**……副詞
- ・**この・その・あの・どの**……連体詞
- ・**こんな・そんな・あんな・どんな**……形容動詞

これらの言葉をよく見るとわかるように、指示語はいずれも「**こ**」「**そ**」「**あ**」「**ど**」のどれかが頭文字になっている。そのため、指示語は「**こそあど言葉**」とも呼ばれる。

▽指示語の使い分け

指示語は次のように使い分けられる。*

- ・「**こ**」のグループ（これ・ここ・こちら等）⬇**自分に近い**領域をさす

---

*「こちら・そちら・あちら・どちら」は、単に方向をさすだけでなく、その方向にある場所や物、人をさすこともある。

例「こちらが会議室です」
「こちらが新発売の商品です」

なお、「こちら・そちら・あちら・どちら」は丁寧語で、普通の会話では「こっち・そっち・あっち・どっち」を用いることが多い。

*指示語の「こ」のグループを近称、「そ」のグループを中称、「あ」のグループを遠称、「ど」のグループを不定称と呼ぶこともある。

・「そ」のグループ（それ・そこ・そちら等）⬇**自分から少し離れた**領域をさす（相手にとっては近いことも、近くないこともある）

・「あ」のグループ（あれ・あそこ・あちら等）⬇**自分からも相手からも離れた**領域をさす

・「ど」のグループ（どれ・どこ・どちら等）⬇**はっきりわからない**領域をさす

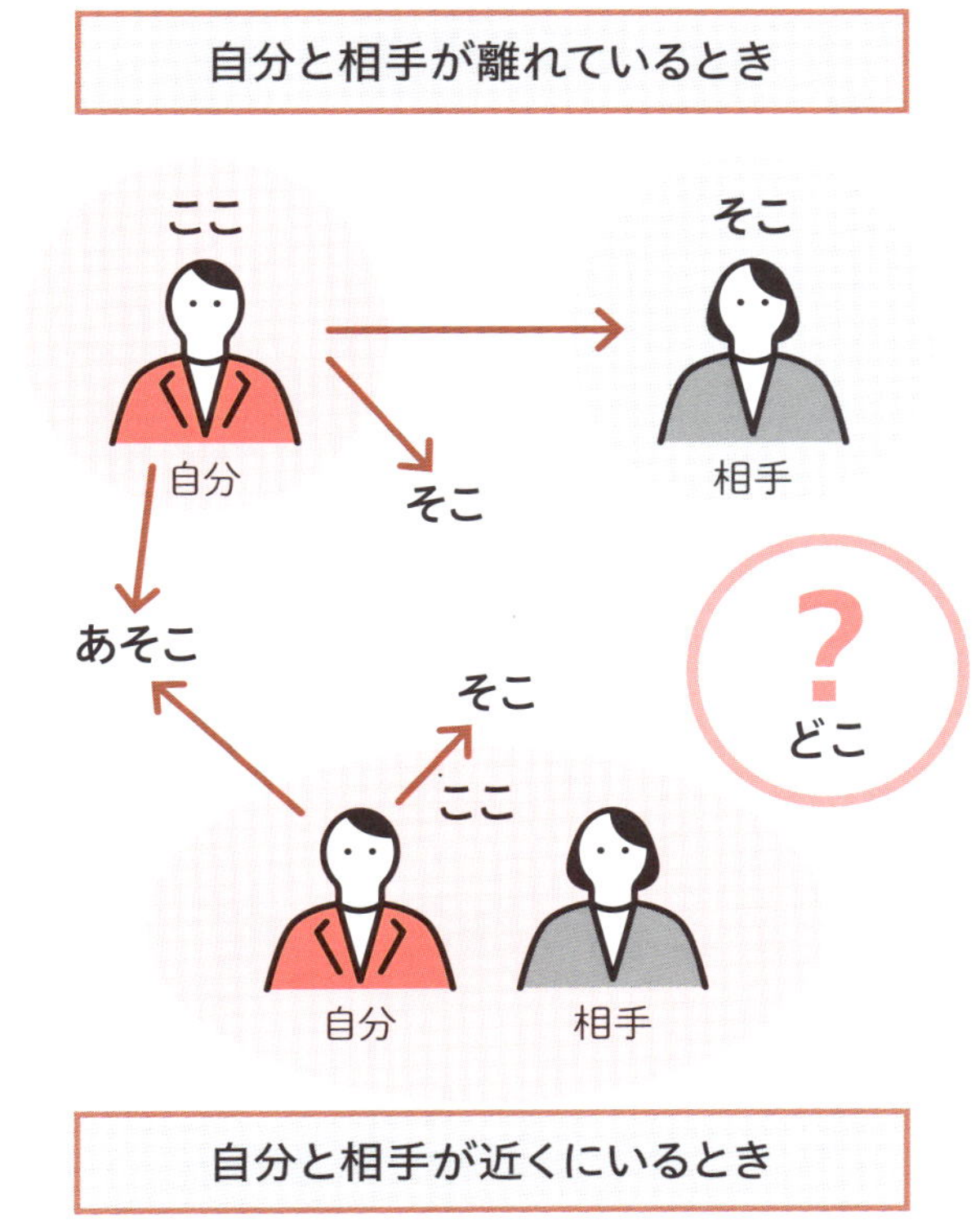

自分と相手が離れているときは、自分の近くを「ここ」といい、自分から少し離れた場所を「そこ」という（「そこ」は相手から見ると近いことも、少し離れていることもある）。自分と相手が近くにいるときは、自分たちの近くを「ここ」といい、自分たちから少し離れた場所を「そこ」という。自分からも相手からも遠く離れている場所は「あそこ」という。

プラスα

◉指示語のもつ意味の広がり

指示語は、空間的な距離だけでなく、心理的な距離感や時間的なへだたりを示すこともある。

例 あの日のことが今も忘れられない。
↓時間的なへだたりが大きい（つまり、かなり前のことである）ことを表している。

第2章 文章のきまり

▽文章の中での指示語の役割

文章の中には、指示語がたくさんでてくる。特によく使われるのは、「これ」「それ」「この（ような）」「その（ような）」などである。これらの指示語は、多くの場合、その文章で**少し前にでてきた語句**や、**少し前に説明されたことがら**をさしている。

例
①川原で、珍しい青い石を拾った。**それ**を机の上に置いて、ときどき眺めている。
②彼女は、アイドルとしてデビューする前はバレーボールの選手をしていて、全国大会に出場したこともある。**これ**は、ファンの間では有名な話だ。

①の文の「それ」は、前の文にでてくる「珍しい青い石」をさしている。②の「これ」は、もっと広く、前の文に書かれていること全部をさしている。このように、指示語は、その前に書かれている一つの**語句**をさすこともあれば、その前の**文全体**をさすこともある。また、前の文を飛ばして、もっと前の文に書かれている内容をさすこともある。

例
ペンギンは鳥である。そう聞くと、少し意外な感じがするかもしれない。ペンギンは、泳ぐのは上手だけれど飛べないし、姿形も、アシカやアザラシのような、海に生息する哺乳類にやや似ているように見えるからだ。しかし、**これ**はまぎれもない事実である。その証拠に、ペンギンにはくちばしがあり、ペンギンのメスは卵を産む。

この例文では、四つ目の文に出てくる「これ」が、最初の文に書かれている「ペンギンが鳥であること」をさしている。

①の文の「それ」は「その石」、②の文の「これ」は「このこと」とも言い換えられる。

上の例文では、傍線部の「そう」「その」も指示語である。これらも、「これ」と同様に「ペンギンが鳥であること」をさしている。

▽会話の中での指示語の役割

会話の中で使われる指示語には、次のような役割もある。

・「**あ**」のグループ（あの・あれ・あそこ等）は、**自分も相手も知っていること**をさすときに用いる。

例「あの店、安くておいしいよね」
「あれから、もう一年も経ったんだね」

・「**こ**」のグループ（この・これ・ここ等）は、**自分は知っていて、相手は知らなかったこと**を話したときや、これから話すときに用いる。

例「この話は、誰にも言わないでほしい」
「昨日、こんなことがあったんですよ」

・「**そ**」のグループ（その・それ・そこ等）は、**自分が知らなかったこと**について相手から聞いたときに用いる。

例「その映画、面白かった？」
「そんな話は聞いてないよ」

・「**そ**」のグループは、**自分もすでに知っていたこと**を聞いたときにも用いられる。

例「その話はもう何回も聞いた」
「その人なら、駅のほうに歩いていきましたよ」

「あの」は、記憶の中にあるものごとをさすときにも使う。

例 あの頃は楽しかった。

練習問題

問1　次の①～⑧の文を読んで、傍線部の指示語が何をさしているか答えなさい。

①買い物に行ったが、財布を家に置いてきてしまった。ようやくそれに気付いたのは、レジに並んでいるときだった。

②駅前にある変わった形のビルを見て、以前にもここに来たことがあることに気付いた。

③信号を渡った先の少し右手に、黄色い看板が見えるでしょう。あそこが、新しくできたレストランです。

④料理で大事なのは、見た目よりも味ですよね。私もそう思います。

⑤田舎に住んで、畑で野菜を育てながら、自給自足に近い生活がしたい。そんな暮らしが理想だと、彼は言う。

⑥遠くに見えるあの大きな山を目印にすると、道に迷わなくて済むと思います。あちらが北なので、向かって右が東の方角になります。

⑦彼は彼女に向かってこう言った。「昨日の試合は散々だった」と。

⑧現在は実家に住んでいる兄だが、以前は親戚の家で暮らしていた。そこは山の中の一軒家だった。

問2 **次の文章を読んで、傍線部A～Eの指示語が何を指しているか答えなさい。**

帰り道、ミツルが公園にいるのを見つけて、僕は声をかけた。

「ここにいたの」

ミツルは顔をあげてこう言った。

「あれ、見つかっちゃった」

ミツルの目が充血しているのが目に入り、

「あのこと、まだ気にしているの」

と聞くと、ミツルの顔が一瞬ゆがんだ。

「先生に叱られたことを言っているなら、全然気にしていないよ。あんなのなんてことないよ」

不機嫌な様子でミツルは地面を蹴る。少し気まずい沈黙があった後、ミツルの機嫌を取ろうとして、僕はこんな提案をした。

「明日、ヒサシに会いに行こうよ」

ヒサシの住む町までは自転車で一時間もかかる。それを知ってか知らずか、ミツルは目を輝かせて力強くうなずいた。

A

B

C

D

E

問3 **次の文章を読んで、傍線部の「このような」が何をさしているのか答えなさい。**

魚の中には、一生のうちに海と川を行き来するものがある。たとえば、海で成長して川で産卵するサケやシシャモ、川で成長して海で産卵するウナギ、稚魚の時期だけを海で過ごすアユなどである。このような魚を、通し回遊魚という。

使い方に注意したい言葉

▽呼応の副詞

次の二つの例文を読んでみよう。

例
・まさか、彼はそんな失敗はしない。
・この話は、けっして口外してはならないだろう。

どちらの文も、どこか不自然な感じがしないだろうか。そこで、次のように、二つの文の語尾を入れ替えてみると、こちらのほうがすっきりした文になっていることがわかる。

例
・まさか、彼はそんな失敗はしないだろう。＊
・この話は、けっして口外してはならない。

「まさか」という副詞は、「まさか……ないだろう」「まさか……まい」「まさか……するわけにはいかない」のような、いくつかのきまった言い方と結び付いて、「そんなことがあるはずがない」という**否定の推量**や、「そんなことがあってはならない」という**否定の意志**を表す。このように、きまった言い方と結び付いて、あるきまった意味を表す副詞を、**呼応の副詞**という。呼応の副詞には、次のようなものがある。

・否定：けっして……ない、全然……ない＊
・部分否定：必ずしも……ない・とは限らない

＊「まさか」には、上記のような呼応の副詞としての用法のほかに、次のような使い方もある。
名詞的用法
「まさかの場合に備えて」
感動詞的用法
「こんな大雪の日に出掛けるつもりですか」
「まさか」

・断定に近い強い推量：きっと……だろう・はずだ・に違いない
・弱い推量：おそらく……だろう・と思う、たぶん……だろう・と思う
・さらに弱い推量：もしかしたら……かもしれない
・否定の推量：まさか……ないだろう・まい
・比喩：まるで……ようだ
・疑問：どうして……か・だろうか、なぜ……か・だろうか
・仮定：もし……たら・なら・れば・ても、たとえ……ても
・希望：どうか……ください・ほしい、どうぞ……ください、ぜひ……ください・たい

▽並列を表す「〜たり〜たり」と、例示を表す「〜たり」

次の例文は誤りとされている。どこがおかしいのだろうか。

誤りの例

× 旅行に行ったら、現地で見たり聞いたことを書き留めておこう。

この文は、正しくは次のように直さなければならない。

書き換え例

○ 旅行に行ったら、現地で見たり聞いたりしたことを書き留めておこう。

助詞の「たり」は、主に動詞の後ろに付いて、**いくつかのことが同時進行的に起きている様子を並列に示す**働きをもつ。その場合、二つ以上の動詞を列挙することになるが、そ

＊「全然」は、「全然面白くない」「全然問題ない」「全然違う」のように、否定の意味をもつ言葉を伴って「少しも……でない」という意味を表す。これが「全然」の一般的な使い方である。一方、「全然納得している」「全然面白い」「全然平気だ」のように、否定的な語句を伴わずに使われることもある。このような「全然」の使い方は誤りだと指摘されることもあるが、「全然＋肯定」の形も古くから用いられており、間違いとはいえない。

プラスα

◉助詞「たり」の用法

助詞の「たり」は、動詞だけでなく、「暑かったり寒かったり」のように、形容詞の後ろに付くこともある。

のすべてに「たり」を付けなければならない。最初の例文は、二つ目の動詞「聞いた」に付けるべき「たり」を省いてしまっているので誤りなのである。

では、「たり」は必ず二つ以上セットで用いなければならないのかというと、そんなことはない。助詞の「たり」には、**いくつかあるものから一つの例を示す**、例示という役割もある。次のような文がそれに当たる。

例

休日は本を読んだりして過ごす。＊

この文には、休日の過ごし方として「本を読む」という一つの例だけが挙げられているが、実際には、本を読むだけでなく、他のこともしているはずである。したがって、この文は、「休日にすることはいろいろとあるが、その一つが本を読むことである」という意味に受け取れる。この場合は「たり」を単独で用いることができる。

▽助動詞「られる」と「ら抜き言葉」

助動詞「れる・られる」は、動詞の後ろに付いて「**受身**」「**尊敬**」「**可能**」「**自発**」などの意味を表す。「れる」が付くか「られる」が付くかは、動詞の種類による。次に、「られる」の用例を挙げる。

例

・つまみ食いしているところを、妹に見られた。（**受身**）
・先生が、教室に入って来られた。（**尊敬**）
・この野菜は、生でも食べられる。（**可能**）

＊「たり」は、前に付く動詞によっては、「だり」と濁音になる。

プラスα

◉動詞の活用形と「れる・られる」

動詞の活用が上一段活用・下一段活用・カ行変格活用の場合は「られる」、五段活用・サ行変格活用の場合は「れる」が付く。

助動詞「れる・られる」を使った尊敬語については、次章で詳しく述べる（75ページ参照）。

・もう遠い昔のことのように感じられる。（自発）

以上のような「られる」の用法のうち、**「可能」を表す「られる」の「ら」が抜けて「れる」になったもの**が、いわゆる**「ら抜き言葉」**である。いくつかの例を挙げる。

ら抜き言葉の例

・これ、おいしいから、いくらでも食べれるね。⬇本来は「食べられるね」が正しい。
・そんなに早く起きれないよ。⬇本来は「起きられないよ」が正しい。
・今、手がふさがっていて電話に出れない。⬇本来は「でられない」が正しい。

ら抜き言葉についてはさまざまな意見があるが、くだけた日常会話の場面では、ら抜き言葉を使う人が非常に多くなってきている。しかし、ら抜き言葉に抵抗を感じる人もいるので、少なくとも、**かしこまった場での会話や書き言葉では、ら抜き言葉は使わない**ようにしたい。

なお、形のうえではら抜き言葉に似ているが、実際にはら抜き言葉でない、次のような例もある。

ら抜き言葉でない例

・この川では、魚がたくさん釣れる。
・もっと早く走れるようになりたい。

これらの例も、「れる」という形で「可能」の意味を表しているので、一見、ら抜き言葉のように見えるが、これが本来の正しい使い方である。＊

プラスα

◉ら抜き言葉への肯定的意見

ら抜き言葉を、新たに定着した言葉遣いとして肯定的にとらえる意見もある。

ら抜き言葉は「可能」の意味を表すときにしか使われないので、ら抜き言葉を用いることで、「受身」「尊敬」「自発」などの意味を表す「られる」と区別しやすくなるという点が、ら抜き言葉を評価する理由の一つになっている。

＊「釣れる」「走れる」は、ラ行五段活用の動詞「釣る」「走る」に助動詞「れる」が付いた形の「釣ら・れる」「走ら・れる」がさらに縮まって、「釣れる」「走れる」という、可能の意味をもつ動詞になったものである。このような動詞を可能動詞という。「買える」「読める」「遊べる」なども可能動詞である。

練習問題

問1　次の①～⑥の文の傍線部を、正しい表現になるように改めなさい。

① 彼なら、きっと成功するかもしれない。

② あまりにも奇想天外で、まるで夢の中にいるだろう。

③ 同じ過ちを繰り返すことは、けっして許されたことがない。

④ もしかしたら、彼女は何も知らなかったはずだ。

⑤ たとえ全員から反対されたら、信念を貫くつもりだ。

⑥ どうかこのことは秘密にしましょう。

問2　次の①～③の文には、正しくない表現が含まれている。正しい文になるように直しなさい。ただし、「ら抜き言葉」は正しくないものとする。

① 一生懸命努力しても、必ずしも成功するはずがない。

② 釣りをしたり、山に登って自然と触れ合うのが好きだ。

③ アンテナが故障したので、テレビが見れない。

練習問題の解答

52～53ページ

問1

①猫は　②嗅覚は　③日本人は
④絵は　⑤なし　⑥雨が
⑦夏休みが　⑧なし　⑨なし
⑩なし

問2

〈解答例〉

①机の上には、家族写真が飾ってある。
机の上には、家族写真が飾られている。
②彼女は、英語とドイツ語を話せます。
彼女の特技は、英語とドイツ語を話せることです。
③その記録は、いまだに誰にも破られていない。
④中学時代に熱中したことは、吹奏楽部の練習です。
中学時代は、吹奏楽部の練習に熱中していました。
⑤家での私の仕事は、庭の掃除です。
家での私の仕事は、庭を掃除することです。

問3

〈解答例〉

①自然豊かなこの町では、子どもたちは山に登り、海で泳ぐ。
自然豊かなこの町では、子どもたちは山や海で遊ぶ。
②休日は、料理をしたり、買い物に行ったりすることが多い。
休日は、料理や買い物をして過ごすことが多い。
③彼女は、ピアノも弾けるし、クラリネットも吹けるし、作曲もできる。
彼女は、ピアノもクラリネットも演奏でき、作曲もできる。

58～59ページ

問1

①だから
②しかし（「けれども」「ところが」なども可とする）
③または（「もしくは」も可とする）
④しかも（「さらに」「そのうえ」なども可とする）
⑤ただし
⑥つまり
⑦たとえば
⑧ところで
⑨ならびに（「および」も可とする）

問2

A したがって　B けれども　C さらに

問3
〈解答例〉
①猫が好きですか
②一生懸命勉強した
③麻婆豆腐とかタンタンメンがいいです
④彼はまだ来ていなかった
⑤値段も張る

64～65ページ

問1
〈解答例〉
①財布を家に置いてきたこと
②変わった形のビルがある駅前
③黄色い看板がある所
④料理では、見た目よりも味が大事であること
⑤田舎で自給自足に近い生活をすること
⑥大きな山が見える方角
⑦昨日の試合は散々だった
⑧親戚の家

問2
A 公園
B「あれ、見つかっちゃった」
C 先生に叱られたこと
D 明日、ヒサシに会いに行くこと
E ヒサシの住む町までは自転車で一時間もかかること

問3
〈解答例〉
一生のうちに海と川を行き来する（魚）

70ページ

問1
〈解答例〉
①するだろう　②いるようだ
③許されない　④のかもしれない
⑤されても　⑥してください

問2
〈解答例〉
①一生懸命努力しても、必ずしも成功するとは限らない。
②釣りをしたり、山に登ったりして自然と触れ合うのが好きだ。
③アンテナが故障したので、テレビが見られない。

第3章

正しい敬語の使い方

日本語の中でも、特に難しいのが敬語の使い方である。社会人にとっては、敬語を正しく使うことは欠かせないマナーの一つであるが、実際には、大人でも誤った敬語の使い方をしている人は少なくない。この章では、小・中学校でも習った敬語の基本をおさらいし、敬語の使い方の中でも、特に間違えやすいポイントを取り上げる。

敬語の基本

▽どんなときに敬語を使うか

敬語とは、今話している相手や、話の中に出てくる人物に対する敬意を表す言葉である。また、話している相手やその場にいる人たちに対して、失礼にならないように配慮するための言葉でもある。敬語を使って話すことが必要なのは、次のような場合である。

①自分よりも立場が上の人と話すとき（または、そのような人について話すとき）
②知らない人や、あまり親しくない人と話すとき
③身内ではない、外部の人と話すとき
④改まった場面で話すとき

これらのいずれかに当てはまる場合は、敬語を使って話すことが望ましい。たとえば、日頃から親しい関係であっても、職場での会議のような改まった場では、お互いに敬語を使って話すべきである。

▽敬語の分類

敬語は、尊敬語・謙譲語・丁寧語の三種類に分類される。最近は、さらに、謙譲語を「謙譲語Ⅰ」と「謙譲語Ⅱ（「丁重語」ともいう）」に分け、丁寧語を「丁寧語」と「美化語」に分けて、五種類に分類する場合もある。

以下、それぞれについて説明する。

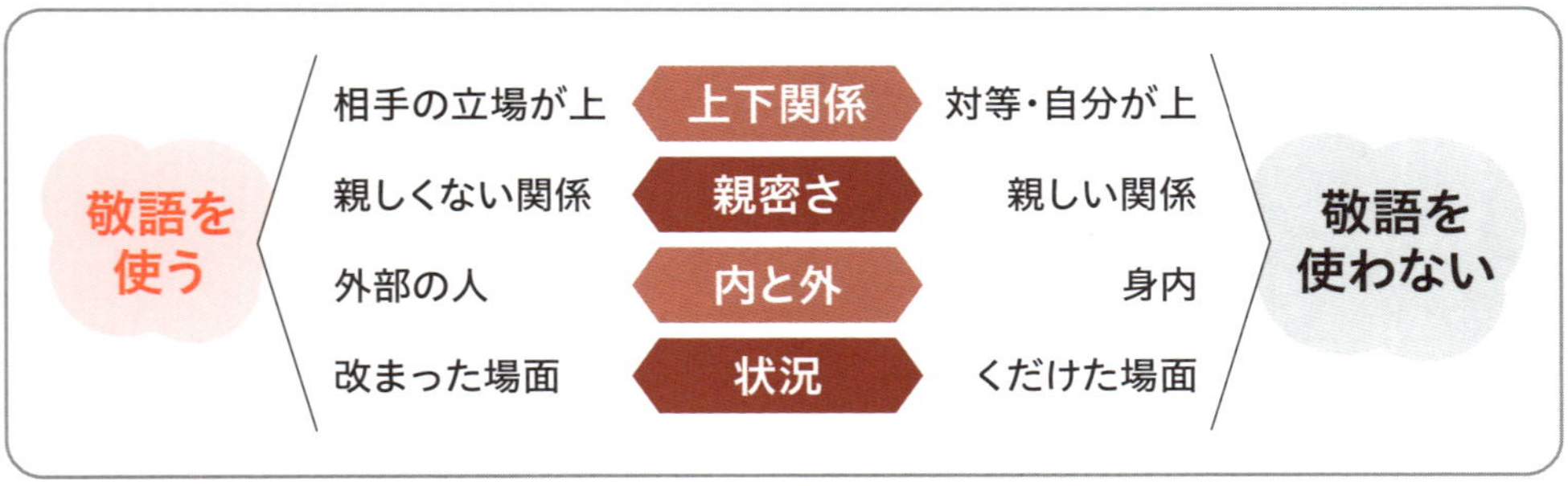
敬語を使う
相手の立場が上
上下関係
対等・自分が上
親しくない関係
親密さ
親しい関係
外部の人
内と外
身内
改まった場面
状況
くだけた場面
敬語を使わない

▽「相手を上げる」尊敬語

尊敬語は、**話している相手や、話の中に出てくる人物（第三者）の動作や状態などを高めて言う**ことにより、その人に対する敬意を表す。

尊敬語には、次のような形のものがある。

❶**お〜になる＊**

動詞を、「お〜になる」の形にする。

例 お出かけになる　お帰りになる　お待ちになる　お書きになる

❷**ご〜（になる）**

動作を表す名詞の前に「ご」を付ける。さらに、名詞の後ろに「になる」を付けて、①の「お〜になる」と同じように動詞として用いることもできる。＊

例 ご利用（になる）＊

ただし、慣習として「ご」を付けられない名詞（運転、失敗など）もあり、それらの名詞には、この形は使えない。

❸**（ご）〜なさる**

動作を表す名詞の後ろに「なさる（「する」の尊敬語）」を付ける。さらに、名詞の前に「ご」を付けてもよいが、前に述べたように、慣習として「ご」を付けられない名詞もある。

例 （ご）利用なさる＊　運転なさる（「ご」を付けられない例）

❹**〜れる・〜られる**

動詞に、**尊敬を表す助動詞**「れる・られる」を付ける。

例 出かけられる　帰られる　待たれる　書かれる　利用される　運転される

＊多くの動詞は、そのまま「お〜になる」の形にすることで尊敬語になるが、次のような特殊な例もある。

・**いる・行く・来る**→おいでになる
・**寝る**→お休みになる
・**着る**→お召しになる
・**見る**→ご覧になる

＊動作を表す名詞とは、後ろに「する」を付けると動詞になる名詞のことで、動作性名詞ともいう。

例 利用（する）　説明（する）　出席（する）

＊「ご利用になる」「ご利用なさる」は敬語として正しいが、「ご利用される」という言い方は、二重敬語となるため、厳密には正しくない（84ページ参照）。

❺いらっしゃる、くださる等（特定の動詞への言い換え）

尊敬の意味を含む特定の動詞に言い換える。

例 いる・行く・来る⬇いらっしゃる　くれる⬇くださる　食べる⬇召し上がる
する⬇なさる

❻「お」「ご」＋名詞・形容詞・形容動詞＊

敬意を払う人に関係する名詞や形容詞、形容動詞の前に、「お」または「ご（御）」を付ける。

例 お名前　ご住所　お忙しい　ご立派

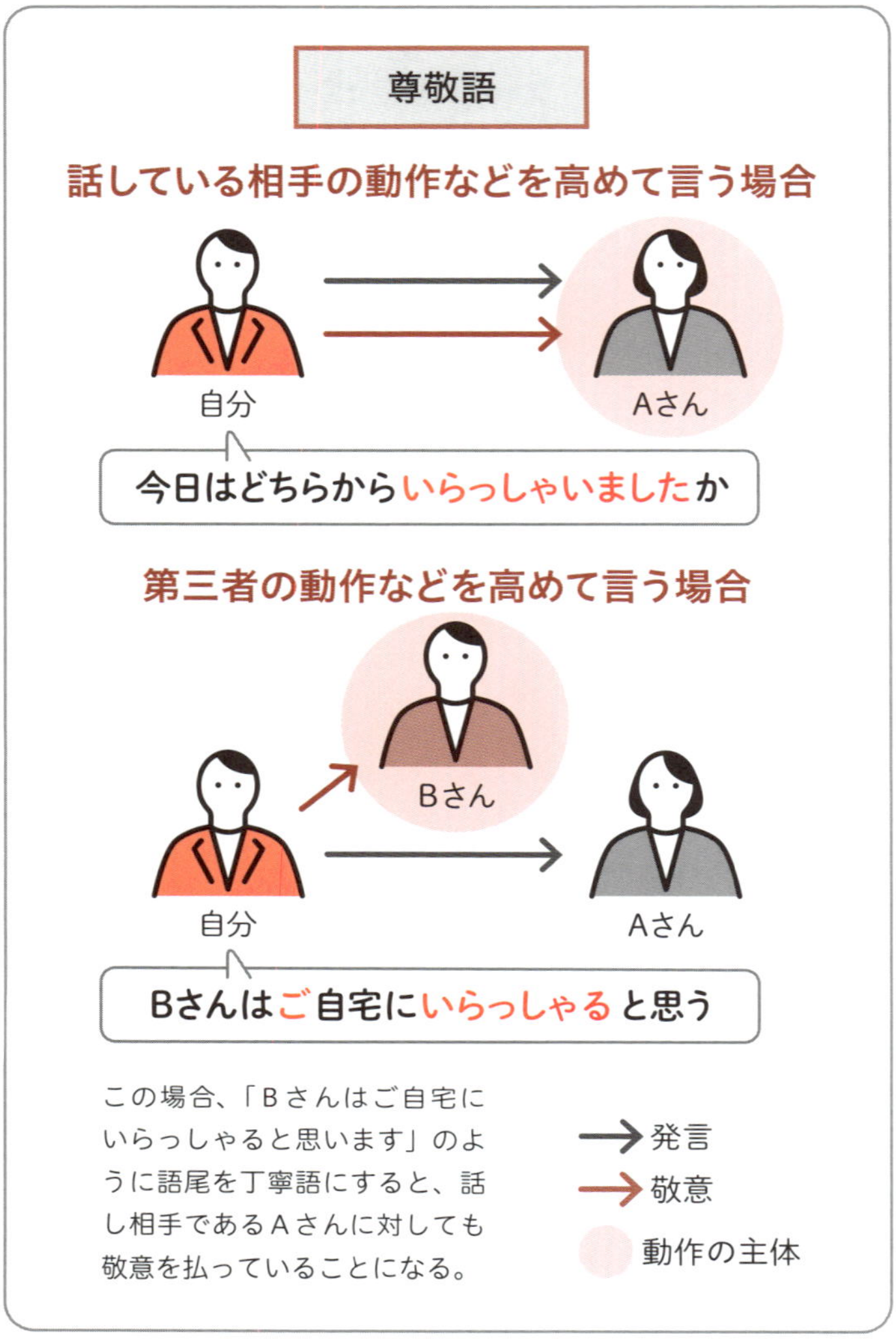
尊敬語
話している相手の動作などを高めて言う場合
自分
Aさん
今日はどちらからいらっしゃいましたか
第三者の動作などを高めて言う場合
Bさん
自分
Aさん
Bさんはご自宅にいらっしゃると思う
この場合、「Bさんはご自宅にいらっしゃると思います」のように語尾を丁寧語にすると、話し相手であるAさんに対しても敬意を払っていることになる。
発言
敬意
動作の主体

＊「お」「ご（御）」のほかに、名詞の前に付けて尊敬語を作る言葉には、「貴」「御（おん）」なども ある。

例 貴社　御社

▽「自分を下げる」謙譲語（謙譲語Ⅰ・謙譲語Ⅱ）

謙譲語は、**自分や、自分の側にいる人物の動作、状態などをへりくだって言う**ことによって、話している相手や、話の中に出てくる人物（第三者）への敬意を表す。

なお、謙譲語Ⅰと謙譲語Ⅱの違いは、次のとおりである。

・**謙譲語Ⅰ……自分側の動作などが向かう先の「受け手」を立てる**ために使う言葉（動作の受け手は、話している相手であることも、第三者であることもある）

・**謙譲語Ⅱ**（丁重語）……動作の「受け手」とは関係なく、自分側の動作などについてへりくだって言うことで、**話している相手を立てる**ために使う言葉＊

謙譲語には、次のような形のものがある。

●謙譲語Ⅰ

❶お～する＊

自分（または自分側の人物）の動作を表す**動詞**を、「お～する」の形にする。

例 お待ちする　お届けする　お送りする　お貸しする

「お～申し上げる」とすると、さらに敬意を強めた表現になる。

例 お待ちします ⬇ お待ち申し上げます

❷ご～する＊

「動作を表す名詞＋する」の形で動詞の前に「ご」を付ける。

例 ご連絡する　ご説明する

＊謙譲語Ⅱ（丁重語）は、不特定多数の人に対して敬意を示す場合にも用いる。

＊「お～する」「ご～する」の形は、自分側の動作などが向かう先の「受け手」を立てるために使う謙譲語Ⅰなので、受け手がいない動詞には使えない。

例 × お食べする
× ご乗車する

また、受け手がいる動詞であっても、慣習としてこの形が使えない場合もある。

例 × お憧れする
× ご賛成する

❸うかがう、いただく等（特定の動詞への言い換え）

謙譲の意味を含む**特定の動詞に言い換える**。

例 聞く・訪ねる⬇**うかがう**　もらう⬇**いただく**　あげる⬇**差し上げる**
言う⬇**申し上げる**　知る⬇**存じ上げる**　会う⬇**お目に掛かる**
見せる⬇**お目に掛ける・ご覧に入れる**　見る⬇**拝見する**　借りる⬇**拝借する**

❹「お」「ご」+名詞

自分側に関係する名詞に「お」または「ご（御）」を付ける。

例 **お**手紙（自分側から送る手紙）　**ご**説明（自分側からの説明）

●謙譲語Ⅱ（丁重語）

❺参る、申す等（特定の動詞への言い換え）

謙譲の意味を含む**特定の動詞に言い換える**。

例 行く・来る⬇**参る**　言う⬇**申す**　する⬇**いたす**　いる⬇**おる**
知る⬇**存じ上げる**　会う⬇**お目に掛かる**

❻～いたす（いたします）

「～する」の形の動詞の「する」を「いたします（「いたす」＋丁寧語の「ます」）に置き換える。

例 努力**いたします**　利用**いたします**

❼名詞の謙譲語

例 小社　小生　弊社　愚見　愚考　拙宅　拙著　粗品　私ども

プラスα

◉謙譲語Ⅰ＋謙譲語Ⅱ

謙譲語Ⅰ①の「お～する」または②の「ご～する」の「する」を、謙譲語Ⅱ⑥の「～いたします」に置き換えることで、さらに敬意を強めた表現になる。

例 お願いします
↓お願い**いたします**
ご連絡します
↓ご連絡**いたします**

謙譲語Ⅰ

話している相手が動作の受け手で、その人を立てる場合

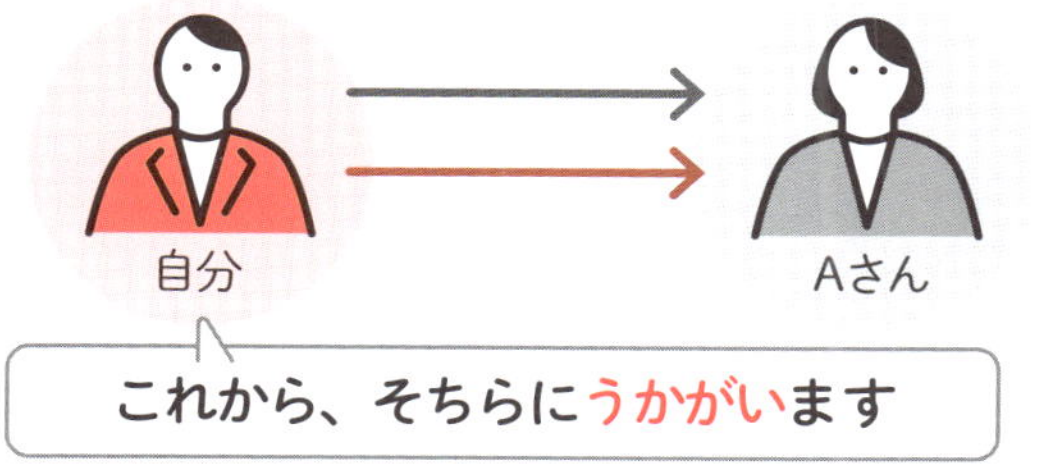

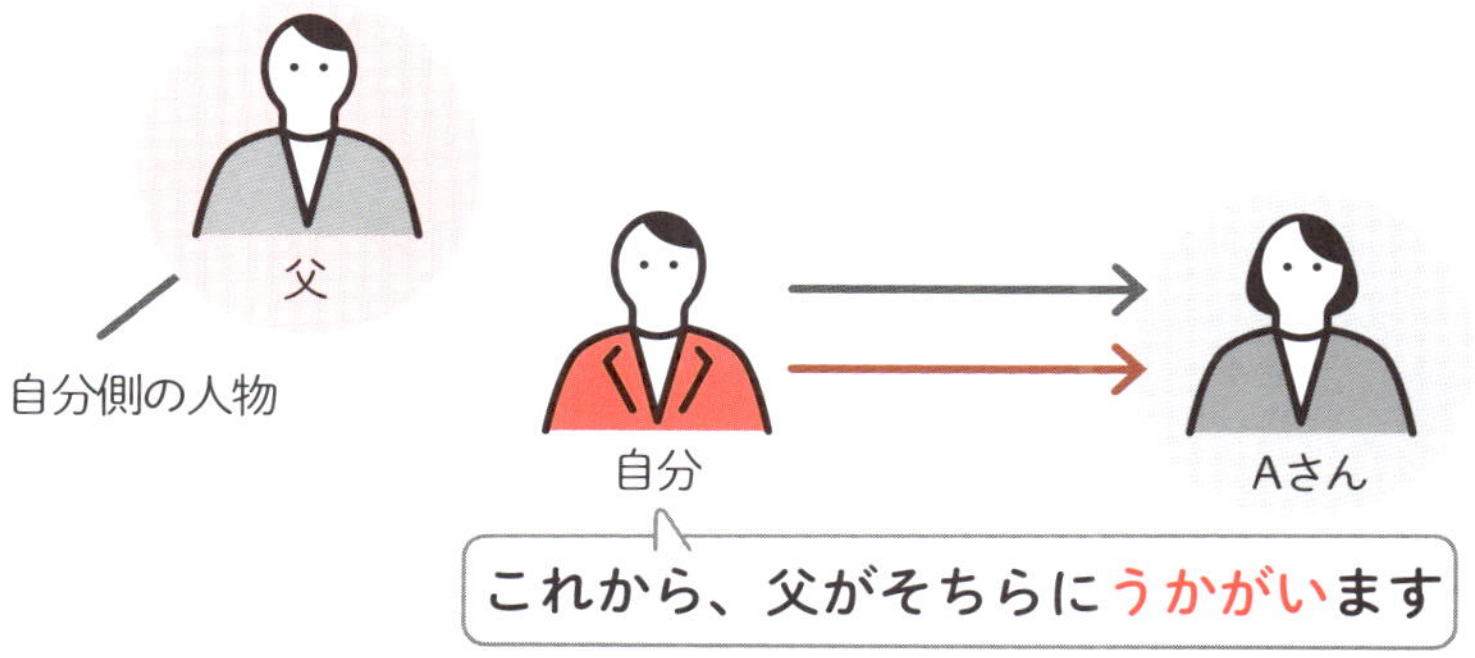

第三者が動作の受け手で、その人を立てる場合

この場合、「Bさんのお宅にうかがいました」のように語尾を丁寧語にすると、話し相手であるAさんに対しても敬意を払っていることになる。

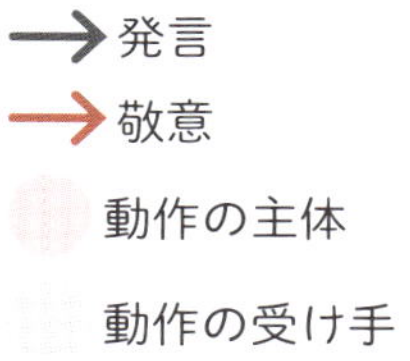

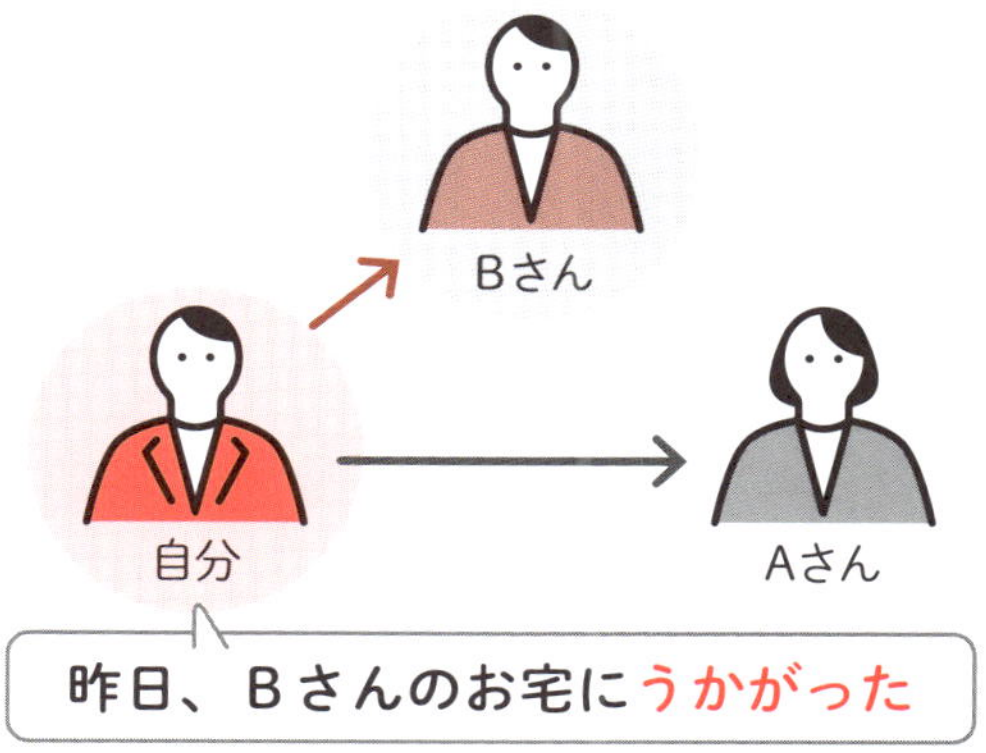

謙譲語Ⅱ

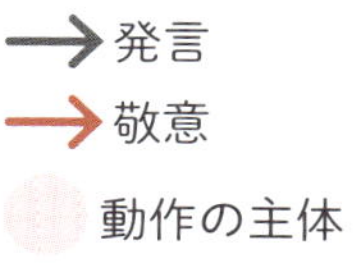

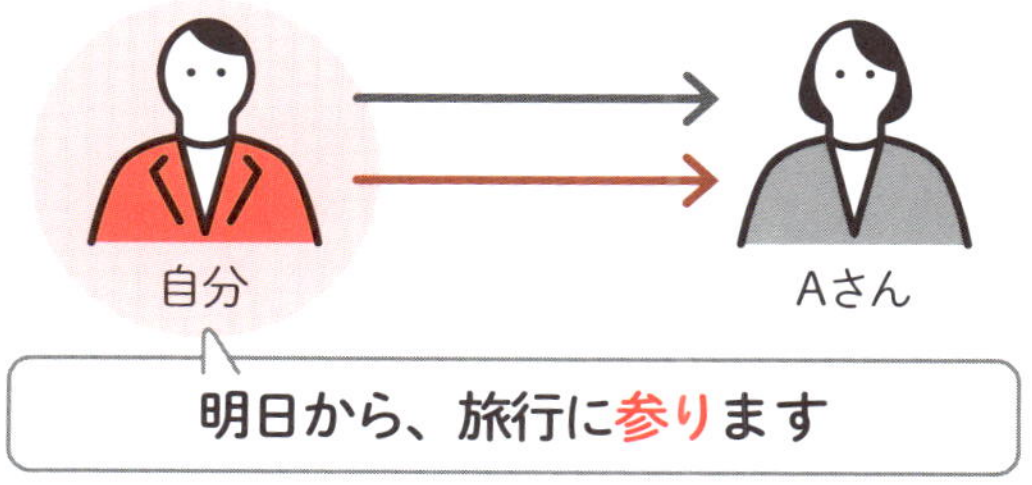

▽聞き手に配慮する丁寧語・上品に言い表す美化語

丁寧語は、**語尾に「です」「ます」「(で)ございます」などを付けて**、丁寧な言い方にすることで、聞き手(文章の場合は読み手)に対する敬意を表す。「(で)ございます」は、「です」「ます」に比べていっそう丁寧な言い方である。

敬語を使うときは、語尾を丁寧語にすると考えておけばほぼ間違いない。尊敬語や謙譲語を使うときも、語尾を「です」「ます」にして、丁寧語と併用する場合がほとんどである。*

美化語は、物事を上品に、美しく言い表すときの言い方である。ほとんどは、**名詞の前に「お」を付ける**ものであるが、「ご(御)」を付けるものもある。

〈一般的な名詞に「お」や「ご」を付けた美化語の例〉お料理　お酒　ご祝儀

〈「お」や「ご」を付けた形でしか使われない美化語の例〉おにぎり　お守り　ご飯

▽授受動詞(やりもらい動詞)と敬語

物のやり取りを表す動詞を、授受動詞(やりもらい動詞)という。授受動詞は、「やる・あげる・差し上げる/くれる・くださる/もらう・いただく」の七語である。このうち、**「くださる」は尊敬語**、**「差し上げる」「いただく」は謙譲語**である。

授受動詞は、他の動詞に付く補助動詞にもなり、**「~てくださる・て差し上げる・ていただく」「お(ご)~くださる・いただく」などの形で、尊敬語や謙譲語になる。**

例 紹介状を書いてくださった　荷物を運んで差し上げた　丁寧に説明していただいた
少々お待ちください　ご心配いただきありがとうございます

*尊敬語や謙譲語を使う際に、語尾を丁寧語にしなくてもよいのは、次の①②の両方に当てはまる場合である。

①尊敬語または謙譲語Ⅰを、その場にいない第三者に対して敬意を表すために用いる場合

②その場で話している相手に対しては、敬語を使う必要がない場合

例「これは、先生からいただいた本だ」
「明日、大事なお客様がいらっしゃるから、きれいに掃除しておこう」

●主な動詞と敬語の種類による変化

	尊敬語	謙譲語（謙譲語＋丁寧語）	丁寧語
会う	お会いになる・会われる	お目に掛かる	会います
言う	おっしゃる・言われる	申す・申し上げる	言います
行く	いらっしゃる・おいでになる	うかがう・参る	行きます
いる	いらっしゃる・おいでになる	おる（おります）	います
買う	お求めになる・買われる	買わせていただく＊	買います
借りる	お借りになる	お借りする・拝借する	借ります
帰る	お帰りになる・帰られる	おいとまする	帰ります
聞く	お聞きになる・聞かれる	うかがう・拝聴する・承る＊	聞きます
着る	お召しになる・着られる	着させていただく	着ます
来る	いらっしゃる・おいでになる・見える・お見えになる・お越しになる・来られる	うかがう・参る	来ます
知る	お知りになる・ご存じだ	存じる・存じ上げる	知っています
する	なさる・される	いたす（いたします）	します
座る	お掛けになる	座らせていただく	座ります
食べる	召し上がる・おあがりになる	いただく	食べます
寝る	お休みになる	休ませていただく	寝ます
見せる	お見せになる	ご覧に入れる	見せます
見る	ご覧になる	拝見する	見ます
読む	お読みになる・読まれる	拝読する	読みます

＊「買う」を謙譲語にするとしたら「買わせていただく」になるが、買う人がへりくだる立場になることはあまりないので、実際に使われることはほぼない。

＊「承る」は、「聞く」のほか、「引き受ける」の謙譲語にもなる。

練習問題

問1　次の①～⑭の文の傍線部を、尊敬語に直しなさい。

① お客様が来ました。

② どうぞ座ってください。

③ その本はもう読みましたか。

④ 何時に帰りますか。

⑤ どちらに行くのですか。

⑥ お昼は何を食べますか。

⑦ この辞書は、先輩がくれたものです。

⑧ ぜひ、この景色を見てください。

⑨ コピー機を使いますか。

⑩ お仕事は何をしていますか。

⑪ そんなに詳しいことまで、よく知っていますね。

⑫ あなたの言うとおりです。

⑬ お飲み物はどうしますか。

⑭ 夜は何時に寝ますか。

問2 次の①～⑭の文の傍線部を、謙譲語に直しなさい。

① 明日、午前中にそちらに行きます。

② 私が説明します。

③ ご注文を聞きます。

④ この辞書は、先輩にもらったものです。

⑤ 先生の著書を読みました。

⑥ 教室まで案内します。

⑦ このお菓子を食べてもいいですか。

⑧ この本をあげます。

⑨ これから、手品を見せます。

⑩ 父がそう言っていました。

⑪ 先生のお名前は知っています。

⑫ あの方には、今日初めて会いました。

⑬ 電車の中で、先生のお姿を見たことがあります。

⑭ 昨日は、一日中自宅にいました。

敬語を使うときに注意すること

▽敬語の誤用

敬語の使い方は時代とともに移り変わっていくものであるが、現在の時点で**明らかに誤りとされている使い方や、多くの人が不適切だとみなしている使い方は避ける**必要がある。間違えやすい（もしくは問題のある）敬語の使い方の例を、次に挙げる。

❶二重敬語

一つの語に対して、尊敬語と尊敬語、謙譲語と謙譲語のように、**同じ種類の敬語を重ねて使う**ことを**二重敬語**という。二重敬語は、一般に適切でない敬語の使い方とされている。

二重敬語の例

× 先生は、もうお帰りになられた。

この例では、「帰る」という動詞に対して、「お〜になる」とする形の尊敬語と、尊敬の助動詞「〜れる」を付ける形の尊敬語が重ねて使われている。正しくは、次のようにどちらか一方の尊敬語を使うようにしなければならない。

正しい使い方の例

○ 先生は、もうお帰りになった。（「お〜になる」の形の尊敬語のみを使用）

○ 先生は、もう帰られた。（「〜れる」の形の尊敬語のみを使用）

ただし、二重敬語がすべて誤りとされているわけではない。たとえば、次のような使い方は、すでに習慣として定着しているものと考えられている。

プラスα

◉よく使われる二重敬語

「〇〇をご利用されますか」という言い方は、動作を表す名詞「利用（する）」に「ご」を付けた形の尊敬語と、尊敬の助動詞「れる」が重ねて使われている二重敬語で、厳密には誤りとされる。「ご利用になりますか」または「（ご）利用なさいますか」と言うのが正しい。

プラスα

◉敬語連結

二つの語をそれぞれ敬語に言い換えて助詞「て」で結んだものは、敬語連結といい、二重敬語とは異なるものである。敬語連結は、基本的には誤りとされない。

例 お読みになってくださる

ご案内して差し上げる

習慣として定着している二重敬語の例

○ お召し上がりになる（尊敬語の「召し上がる」＋「お～になる」）
○ お見えになる（尊敬語の「見える」＋「お～になる」）
○ おうかがいします（謙譲語の「うかがう」＋「お～する」）

❷ 尊敬語と謙譲語の混同

敬語の誤用の中でも非常に多いのが、**尊敬語を使っているつもりで謙譲語を使ってしまう**誤りである。間違いだと気付かないまま、誰かに指摘されるまでずっと使い続けてしまうこともあるので十分注意したい。

例

× 先生がそう**申された**。（「申す」は謙譲語）→ ○ 先生がそう**おっしゃった**・**言われた**。
× どこに**おられた**のですか。（「おる」は謙譲語）→ ○ どこに**いらっしゃった**のですか。
× 係の者に**うかがって**ください。（「うかがう」は謙譲語）→ ○ 係の者に**おたずね**ください。
× ここで**お待ちして**ください。（「お～する」は謙譲語）→ ○ ここで**お待ち**ください。

❸ 外部の人に対する敬語の使い方

会社の上司、病院の院長など、**自分が属している組織において自分よりも立場が上の人**に対しては、敬語を使うのが普通である。では、**その人がいないところで、その人について話すとき**はどうだろうか。その場合、**話す相手が組織の内部の人（同僚など）であるときと、外部の人に話すときとでは、敬語の使い方が異なる**。例を挙げてみよう。

例

組織の内部の人で、自分より立場が上の○○さんについて話すとき

プラスα

●「お持ちする」と「お持ちになる」の違い

①「荷物をお持ちしますか」
②「荷物をお持ちになりますか」

この二つの敬語表現の違いがわかるだろうか。

①は、「お～する」の形の謙譲語（謙譲語Ⅰ）である（77ページ参照）。したがって、①は、話している相手の荷物を私が持ちましょうかと提案するときに用いる。

一方、②の「お～になる」は、相手（または第三者）の動作を高めて敬意を表す尊敬語である（75ページ参照）。したがって、②は、話している相手が自分で荷物を持っていくのかどうかをきくときに用いる表現である。

両者を混同せずに使い分けられるようにしよう。

・内部の人に対して言う場合⬇〇〇さんは外出されています。
・外部の人に対して言う場合⬇〇〇は、ただいま外出しております。

このように、組織の内部の人の間では「〇〇さん」とさん付けで呼んでいる人でも、外部の人に対して言う場合は「〇〇」と呼び捨てにしなければならない（「社長」「課長」「院長」「師長」などの役職名で呼ぶ場合は、どちらの場合も同じでよい）。

そして、内部の人と話すときは、「〇〇さん」に対して「外出されている」という尊敬語を使ってよいが、外部の人に対して言う場合は、「外出しております」と謙譲語を使わなければならない。＊

❹マニュアル敬語

ある時期から目立つようになった言葉遣いに、いわゆる「マニュアル敬語」がある。ファミリーレストランやファーストフード店、コンビニエンスストアなどの従業員が、接客の際に使うことが多いためにそのように呼ばれている（バイト敬語ともいう）。

マニュアル敬語と呼ばれる表現のなかでも、敬語の誤用として指摘されることが多いのが、次のような例である。

例

ご注文の品はおそろいになりましたでしょうか。

「お～になる」は尊敬語だが、「そろった」のは客ではなく、「ご注文の品」である。これでは、品物に対して敬語を使ったことになってしまう。正しくは、次のように直したい。

言い換え例

ご注文の品はそろいましたでしょうか。

＊外部の人に対して、自分の上司である「〇〇さん」のことを話すときは、身内である「〇〇」の動作をへりくだって言うことにより、外部の人を立てなければならない。これが、謙譲語を使う理由である。

これは家族についても同様で、家では両親のことを「お父さん」「お母さん」と呼んでいても、外部の人に対して敬語を使うべき場面では、「父」「母」としなければならない。

ご注文の品は、以上でよろしいでしょうか。

マニュアル敬語と呼ばれる表現には、このほかに、次のようなものがある。

「こちら、○○セットになります」

「お会計のほうをお願いします」

「ご注文の品はこちらでよろしかったでしょうか」

このような言い方からは、直接的な断定を避けて印象をやわらげたいという意図が感じられるが、やはりどこか不自然な言葉遣いである。次のように言い換えたほうが自然な表現になる。

「こちら、○○セットです（でございます）」

「お会計をお願いします」

「ご注文の品はこちらでよろしいでしょうか」

▽「させていただく」の使いすぎに注意

現在、非常によく使われている敬語の表現の一つが、「～させていただく」である。たとえば、芸能人やスポーツ選手の記者会見で、このような発言を耳にすることがよくある。

「このたび、○○さんと入籍させていただきました」

「体力の限界を感じ、引退させていただくことになりました」

このほかにも、「参加させていただく」「ご一緒させていただく」「司会を務めさせていただく」など、使用例は無数にある。「～する」という形の動詞だけでなく、「使う」「考える」のような普通の動詞にも、「使わせていただく」「考えさせていただく」という形で用いることができるので、ほとんどの動詞に使える大変便利な表現である。便利なだけに、

プラスα

◉マニュアル敬語が嫌われる理由

マニュアル敬語は、好ましくない言葉遣いとして批判されることが多いが、それには、言葉として不自然だということ以外の理由もある。

「マニュアル敬語」という呼び方が示すように、上記のような言葉遣いは、接客業に携わる人を指導するためのマニュアルから発生したものと考えられている。

しかし、実際の接客の場面でマニュアルどおりの言葉遣いばかり繰り返していると、規則に従って機械のようにしゃべっているように感じられ、表面的には丁寧な言葉遣いであっても、かえって不快な印象を与えてしまうこともある。そのことも、マニュアル敬語が嫌われる理由の一つと考えられる。

敬語を使って話すときに「させていただく」ばかり連発してしまう人もいる。そのような「させていただく」の乱用は、耳障りだと指摘する人も多い。

「〜（さ）せていただく」という表現は、文法的には、次のような構造になっている。

動詞＋助動詞「せる・させる」＋助詞「て」＋補助動詞「いただく」

80ページで学んだように、動詞に「〜ていただく」が付く形は**謙譲語**である。したがって、「〜（さ）せていただく」を敬語として用いること自体に問題はない。ただし、「〜（さ）せていただく」が謙譲語として成立するためには、厳密には、次の二つの条件が必要だとされている。

条件①「〜する」ことについて、話している相手（または第三者）の**許可が必要**であること

条件②「〜する」ことで、話している本人が**恩恵を受ける**か、そのような気持ちがあること

本来は、これらの条件に当てはまる場合でなければ、「〜（さ）せていただく」を用いることはできない。条件に照らし合わせて適否を判断すると、次のようになる。

○ 今度の旅行には、喜んで参加させていただきます。……①
○ お言葉に甘えて、先に帰らせていただきます。……②
△ 本日は休業させていただきます。……③
△ 無事、卒業させていただきました。……④

①の文は、旅行に誘われて（一緒に行くことを**許可**されて）参加の意思を示したものと考えられる。本人も旅行を楽しむという**恩恵**が得られるので、条件を満たしている。

②の文も、「お言葉に甘えて」というのだから、先に帰ることについて**許可**が得られて

プラスα

◉二重敬語となる「させていただく」

「うかがわせていただく」「拝見させていただく」のように、もともと謙譲語である動詞（「うかがう」「拝見する」）を「〜（さ）せていただく」の形にするのは、謙譲語を二つ重ねる二重敬語になるので適切でない。

87ページに挙げた記者会見の例は、「〜（さ）せていただく」が敬語として成立するための条件を満たしているとは言えない。なぜなら、入籍したり、引退したりすることについては、結婚相手の親や恩師などの許可を得る必要はあるかもしれないが、記者会見に集まった記者や聴衆の許可を得る必要はないからである。

いるはずである。本人は早く帰るという**恩恵**が得られるので、これも条件を満たしている。

③の文は、通常、店を休業することについて客の**許可を得る必要はない**ので、条件を満たしているとは言いにくい。「休業いたします」としたほうがよさそうである。

④の文も、卒業することについて**許可はいらない**ので、条件を満たしているとは言いにくい。その人のおかげで卒業できたという感謝の気持ちを表したいなら、「おかげさまで無事卒業できました」と言えばよい。

「させていただく」を使いすぎていると感じたら、まずは、自分が使っている「させていただく」が、これらの条件を満たしているかどうか考えてみよう。**条件を満たしていない場合は他の表現に言い換える**ようにすれば、「させていただく」の乱用を避けられるはずである。

▽敬語の過剰な使用は避ける

敬語を使って話すべき場面であっても、敬語を多く使えば使うほどよいというわけではない。**敬語を使いすぎると、かえってぎこちない表現になったり、相手に失礼な印象を与えてしまったりする**ので注意したい。

一つの語に対して同じ種類の敬語を重ねて用いる「二重敬語」は基本的に不適切である（ただし、習慣として定着しているものもある）。そのことは、84〜85ページですでに述べたとおりであるが、極端な例としては、次のような「三重敬語」が使われることもある。

例 こちらで**お召し上がりになられ**ますか。

プラスα

●「〜(さ)せていただく」の言い換えの例

①「**〜いたします**」に言い換える。

例 発表させていただきます
→発表いたします

②謙譲語になる特定の動詞があるときは、その動詞に言い換える。

例 見させていただきます
→拝見します

③謙譲語を使う必要性が低いときは、単に「です・ます」を付けるだけにする。

例 解散させていただきます
→解散します

この例では次の三つの敬語が使われている。

①「**召し上がる**」は「食べる」の**尊敬語**

②「**お**〜に**なる**」は**尊敬語**

③「れる・**られる**」は尊敬を表す助動詞なので**尊敬語**

この場合は、①だけを採用して、「こちらで召し上がりますか」とすれば十分である。

また、**一つの文の中に敬語を詰め込みすぎる**のも禁物である。次の例を見てみよう。

例

先生は、音楽を**お聴きになり**ながら、原稿を**お書きになっていらっしゃった**。＊

この例文は、一つ一つの敬語の使い方に誤りはないものの、一つの文に敬語を詰め込みすぎているために、かえって不自然な表現になっている。そこで、次のように直してみる。

言い換え例

先生は、音楽を**聴き**ながら、原稿を**書いていらっしゃった**。

文の前半の「お聴きになる」「お書きになる」という尊敬語をやめて、「聴く」「書く」という普通の言い方にしているが、最後に「いらっしゃる」という尊敬語を残してあるので失礼な感じはしない。

この例のように、**一つの文の中で使う敬語の数を減らす**ことで、全体としてすっきりした文になることがある。その場合、**文の最後に敬語を用いる**のがコツである。

＊例文の後半にある「お書きになっていらっしゃった」の部分は、敬語連結（84ページ参照）の例である。敬語連結は文法的には誤りではないが、少しくどい印象を与えることもある。「書いていらっしゃった」「書かれていた」などとしたほうがすっきりする。

▽敬語のレベルを使い分ける

日常生活には、敬語を使うべき場面と、敬語を使わなくてもよい場面がある。しかし、「敬語を使う」「敬語を使わない」の二者択一で済ませるわけにはいかない。敬語の使い方にもさまざまなレベルがあり、**場面に応じて、敬語をどの程度まで使うか判断する**必要がある。

たとえば、最低限の礼儀として、語尾を「です・ます」にする丁寧語を使う必要はあるが、それ以上の敬語は使わなくてよい場合もある。そのような場で、一人だけ極端に改まった言葉遣いをしていたら、堅苦しい人物だと思われてしまうかもしれない。くだけた雑談の場では敬語を使わなくてよい間柄でも、仕事の話になったら、とっさに敬語に切り替える判断も必要である。もちろん、尊敬語や謙譲語を使って最大限の敬意を表さなければならない場面もある。

場面に応じて敬語を適切に使い分けるためには、ある程度の経験も必要である。この章の冒頭でも述べたように、社会人でも誤った敬語を使っている人は多い。つまり、敬語を使いこなすのは、それほど難しいということなのである。何度も失敗を重ねながら、少しずつ正しい敬語の使い方を身に付けていくつもりで取り組んでいこう。

※この章の内容は、文化審議会答申「敬語の指針」を参考に作成しました。

プラスα

◉敬語のレベルの使い分けの例

●レベル1

ときどき「です・ます」を使う

←

●レベル2

常に「です・ます」を使う

←

●レベル3

常に「です・ます」を使い、ときどき「れる・られる」の形の尊敬語も使う

←

●レベル4

「です・ます」のほかに「ございます」も使い、尊敬語や謙譲語も常に使う

練習問題

問1　**次の①〜⑩の文の傍線部を改めて、敬語を適切に使った文に直しなさい。**

①今日もたくさんのお客様がお越しになられた。

②乗車券を拝見させていただきます。

③先生がそう申されたのだから、おそらく間違いないだろう。

④誠に恐れ入りますが、今しばらくお待ちしてください。

⑤今日はどちらに参られるのですか。

⑥少しお時間をいただいてもよろしかったでしょうか。

⑦のちほどお電話させていただきます。

⑧どなた様もご自由にご利用できます。

⑨バーベキューにご参加されますか。

⑩今日は授業を休まさせていただきます。

問2　**次の会話文は、傍線部に敬語の誤りがある。誤りをすべて直して、敬語を適切に使った文に直しなさい。**

「お母さんはいらっしゃいますか」

「お母さんは、今仕事に行っているのでいらっしゃいません」

練習問題の解答

82～83ページ

問1

①いらっしゃいました
②お座りください・お掛けになってください
③お読みになりましたか・読まれましたか
④お帰りになりますか・帰られますか
⑤いらっしゃるのですか・いらっしゃいますか
⑥召し上がりますか
⑦くださった
⑧ご覧ください・ご覧になってください
⑨お使いになりますか・使われますか
⑩なさっていますか
⑪ご存じですね
⑫おっしゃるとおりです
⑬どうなさいますか・いかがなさいますか
⑭お休みになりますか

問2

①うかがいます・参ります
②ご説明します・説明いたします
③うかがいます・承ります
④いただいた
⑤拝読しました
⑥ご案内します・案内いたします
⑦いただいてもよろしいでしょうか
⑧差し上げます
⑨ご覧に入れます
⑩申しておりました
⑪存じ上げております
⑫お会いしました・お目に掛かりました
⑬拝見した
⑭おりました

92ページ

問1

①お越しになった（「お越しになられた」は、尊敬語を重ねて使う二重敬語）

②拝見します・拝見いたします（「拝見させていただきます」は、謙譲語を重ねて使う二重敬語）

③おっしゃった・言われた（「申す」は謙譲語なので、先生の動作に対して用いるのは不適切。「申される」は謙譲語と尊敬語の混用）

④お待ちください（「お待ちする」は謙譲語なので誤り）

⑤いらっしゃる（「参る」は謙譲語。「参られる」は謙譲語と尊敬語の混用）

⑥よろしいでしょうか・よろしいですか（「よろしかったでしょうか」はマニュアル敬語と呼ばれる不自然な言葉遣いの一つ）

⑦お電話いたします（「お電話させていただきます」は「させていただく」の乱用を避ける意味で他の表現に改めたい）

⑧ご利用になれます・ご利用いただけます（「ご利用できます」のように「ご～できる」を尊敬語として使うのは正しくない。「ご～できる」は、「ご～する」という形の謙譲語の「可能」を表すものだからである。「ご乗車できません」「お持ち帰りできます」なども同様に誤り）

⑨参加されますか・ご参加なさいますか（「ご参加される」は、尊敬語を重ねて使う二重敬語）

⑩休ませていただきます（「休む」という五段活用の動詞には、助動詞「させる」でなく「せる」が続く。したがって「休ませる」が正しく、「休まさせる」は誤り。このような誤りを「さ入れ言葉」ともいう）

問2

〈解答例〉

「母は、今仕事に行っているのでおりません」

第4章

文章を読んで理解する

この章の目的は、実際に文章を読んで、その文章で表現されている内容を正しく理解する力を養うことである。そのための題材として、さまざまな分野の専門家が書いた、論理的な文章（説明文）を取り上げている。文章の中で接続詞や指示語が果たしている役割や、何度も繰り返される重要な語句などに注目しながら、文章を読み解いていこう。

文章を読み解くコツ①

▼傍線部に注意しながら、次の文章を読んでみよう。

第一段落

これまで、ことばとアイデンティティの関係は、①あらかじめ話し手が自分はどのような人物なのかというイメージを持っていて、そのイメージにもとづいて、特定の話し方を選択するものだと**理解されていた**。②謙虚な人はていねいな言葉づかいを選択し、傲慢な人はおうへいな言葉づかいを選択する。ある人がていねいな言葉づかいをするのは、その人が謙虚な人だからだと**考えられた**。

第二段落

「女ことば」の場合も同様に、③女性が「女ことば」を使うのはその人が「女だから」と**考えられた**。このように、④アイデンティティをその人にあらかじめ備わっている属性のようにとらえて、人はそれぞれの属性にもとづいて言語行為を行なうという考え方を「**本質主義**」と呼ぶ。たとえば、アイデンティティのうちでジェンダーにかかわる側面を本質主義にもとづいて表現すると、人は〈女／男〉というジェンダーを「持っている」、あるいは〈女／男〉というジェンダーに「属している」と理解される。

第三段落

しかし、⑤このような考え方では説明のつかないことがたくさん出てきてしまった。もっとも大きな問題は、⑥女性も男性もそれぞれの状況に応じてさまざまに異なる言葉づかいをしているという当たり前のことがはっきりしてきた点である。⑦実際の場面で女性たちが用いている言葉づかいは、さまざまな要因によって多様に変化している。また、⑧同じ男性でも、家庭での言葉づかいと職場での言葉づかいは異なる。⑨同じ職場でも、話す相手や、場所、目的によって異なる。さらに言えば、⑩同じ男性でも子どもの時と大人になってからでは言葉づかいが変わる。⑪同じ〈男〉という属性を持っていたとしても、その言葉づかいは

読解のポイント

第一段落は「これまで」で始まり、「理解されていた」「考えられた」というように、主に過去形を使って書かれている。第二段落の最初の文も、同様に「考えられた」となっている。となると、この後で、「これまで」とは異なる考え方が示されるのだろうと予想できる。

傍線部①で述べたことを、傍線部②③で具体的に説明している。傍線部④も、傍線部①の言い換えである。具体例を挙げたり、表現を変えたりしながら、「これまではどうだったのか」を念入りに説明している。

傍線部⑤の「このような考え方」とは、第一段落と第二段落に書かれている内容をさしている。

それぞれに異なる。それだけではない。⑫男性も「女ことば」を使う場合があるし、⑬女性も「男ことば」を使う場合のあることが明らかになった。多様に変化する女性の言語行為から、自然に「女ことば」という一つの言葉づかいが形成されたとは考えられない。

第四段落

そこで提案されたのが、⑭アイデンティティを言語行為の原因ではなく結果ととらえる考え方である。私たちは、⑮あらかじめ備わっている〈日本人・男・中年〉という属性にもとづいて言語行為を行なうのではなく、言語行為によって自分のアイデンティティをつくりあげている。「私は日本人だ」「男として恥ずかしい」「もう中年だなあ」などと言う行為が、その人をその時〈日本人〉〈男〉〈中年〉として表現すると考えるのである。ジェンダーでいえば、⑯〈女／男〉というジェンダーを、その人が持っている属性とみなすのではなく、言語行為によってつくりあげるアイデンティティ、つまり、「ジェンダーする」行為の結果だとみなすのである。そして、私たちは、⑰繰り返し習慣的に特定のアイデンティティを表現しつづけることで、そのアイデンティティが自分の「核」であるかのような幻想を持つ。哲学者ジュディス・バトラーは、「ジェンダーとは、身体をくりかえし様式化していくことであり、きわめて厳密な規制的枠組みのなかでくりかえされる一連の行為であって、その行為は、長い年月の間に凝固して、実態とか自然な存在という見せかけを生み出していく」と指摘している（『ジェンダー・トラブル』竹村和子訳）。このように、⑱アイデンティティを、言語行為を通して私たちがつくりつづけるものだとみなす考え方を「構築主義」と呼ぶ。

〈出典〉『〈性〉と日本語 ことばがつくる女と男』中村桃子・日本放送出版協会（二〇〇七年）

傍線部⑥〜⑬は、すべて、傍線部⑤の「このような考え方では説明のつかないこと」の具体例である。

傍線部⑭〜⑱で、ようやく「これまでとは異なる考え方」が示される。傍線部⑮と傍線部④を読み比べると、原因と結果の関係が逆になっていることがわかる。

キーワード

◉本質主義と構築主義

あることがら（たとえば、性別、人種など）の性質は、そのものに本来備わっている不変のものだと考えるのが本質主義、それらの性質は人々の認識によって社会的に形づくられたもので、変えることができると考えるのが構築主義である。

▼接続詞に注目する

例文の三番目の段落は、「しかし」という接続詞で始まっている。「しかし」は**逆接**の接続詞なので、ここから後には、**これ以前の段落で述べてきたことと相反する内容が書かれる**はずである。

最初の段落と二番目の段落に書かれているのは、「ことばとアイデンティティの関係」に関する「これまで」の考え方である。ならば、「しかし」の後には、それとは違うこと、すなわち、「これまで」の考え方に代わる新しい考え方が書かれるはずである。

実際にそれが書かれるのは、四番目の段落以降である。「しかし」で始まる三番目の段落では、「これまで」の考え方では「ことばとアイデンティティの関係」をうまく説明できないということを、多くの具体例を挙げながら説明している。

それを受けて、「そこで」で始まるのが四番目の段落であり、ここでついに、「アイデンティティを言語行為の原因ではなく結果ととらえる」という、「これまで」の考え方と異なる考え方が提示される。筆者がこちらの考え方を支持していることは明らかで、筆者が主張したいことの中心は、この四番目の段落以降にあると考えてよい。

四番目の段落の冒頭にある「そこで」という接続詞は、その前に書かれている内容が、**その後に書かれることの前提や理由**であることを示している。「アイデンティティをその人にあらかじめ備わっている属性のようにとらえ」るという「これまで」の考え方では「ことばとアイデンティティの関係」をうまく説明できないという理由で、「アイデンティティを言語行為の原因ではなく結果ととらえる」という新しい考え方が提案されたのである。

このように、**接続詞に注目すると、文章の組み立てがわかりやすくなる。**

①これまでは、Aのように考えられていた。

←

②**しかし**、Aのような考え方ではうまく説明できないことがたくさんある。

「しかし」がでてきたので、②以降は、①と相反する内容になる。

←

③**そこで**、Bという新しい考え方が提案された。

「そこで」がでてきたので、③は、②という理由によりもたらされた結果である。

▼重要な内容は、表現を変えながら繰り返される

「読解のポイント」に記したように、例文には、**同じ内容が表現を変えながら何度も繰り返されている**箇所がいくつかある。先に述べたことを、**具体例を挙げてわかりやすくしている**箇所もみられる。このように、何度も繰り返したり、補足したりしながら念入りに説明するのは、もちろん、それが重要な内容だからである。

例文では、「ことばとアイデンティティの関係」に関する「これまで」の考え方がまず説明されている。ここでは、その「これまで」の考え方をAと呼ぶことにする。Aは文章の後半で否定されるのだが、そのことを理解するためには、まずAをしっかり理解しておく必要がある。そのために、筆者は、最初の段落と二番目の段落（特に、傍線部①～④の部分）を費やして、Aを丁寧に説明している。

三番目の段落では、Aではうまくいかないということが語られる。しかし、いきなり「Aではだめだ」と宣言するだけでは、読者はついてこられない。そこで、Aではなぜうまくいかないのかを、具体例を示して念入りに説明しているのが、傍線部⑥～⑬の部分である。

四番目の段落で、ようやく、Aに代わる新しい考え方が紹介される。その新しい考え方をBとする。Bは、筆者が支持している考え方である。

Bは、Aよりもさらに丁寧に、傍線部⑭～⑱で繰り返し説明され、Aとはどう違うのかがよくわかるようになっている。

アイデンティティを言語行為の原因ではなく結果ととらえる

⇦

あらかじめ備わっている〈日本人・男・中年〉という属性にもとづいて言語行為を行なうのではなく、言語行為によって自分のアイデンティティをつくりあげている

⇦

〈女／男〉というジェンダーを、その人が持っている属性とみなすのではなく、言語行為によってつくりあげるアイデンティティ、つまり、「ジェンダーする」行為の結果だとみなす

同じ内容が、表現を変えながら繰り返されている

文章を読み解くコツ②

▼傍線部に注意しながら、次の文章を読んでみよう。

第一段落

私たちが「睡眠」と一口にいうときは、①ノンレム（non-REM）睡眠とレム（REM＝Rapid Eye Movement）睡眠というまったく違う状態をひとくくりにしている。ノンレム睡眠を深い眠り、レム睡眠を浅い眠りという人もいるが、これは少々乱暴である。なぜなら生理学的にみると、②脳の状態からも全身の状態からも、ノンレム睡眠とレム睡眠はまったく違うものだからである。③覚醒とノンレム睡眠が違うものであるのと同じ程度、あるいはそれ以上に、ノンレム睡眠とレム睡眠は異なるものなのである。ここでノンレム睡眠とレム睡眠の違いについて簡単に説明しておくことにしよう。

第二段落

ヒトは眠るとまず、ノンレム睡眠に入る。ノンレム睡眠のときは、大脳皮質のニューロン（神経細胞）の活動が低下して、だんだんと同期して発火*するようになる。より正確に述べれば、神経細胞が発火を止めるOFF相と、バースト状に発火するON相が繰り返し現れるのであるが、このON相が同じタイミングで揃ってみられるようになる。眠りが深いほど、この同期レベルは高くなり、まるで大脳皮質のニューロン群が、④スポーツイベントなどで観客がみせるウェーブのように、揃って発火することを繰り返すようになる。これは文字通り、⑤脳が〝スリープモード〟に入ったことを意味する。

第三段落

ところがしばらく（60〜90分ほど）経つと、なぜか脳はまた活動を高める。同期した発火をやめて、大脳皮質のニューロンはそれぞれが固有の発火をみせるようになる。これがレム睡眠である。脳は覚醒時と同様か、あるいはそれ以上に、強く活動をしている。しかし感覚系や運動系が遮断されているため、身体は眠った状態にある。感覚系を介して脳に伝えられ

読解のポイント

第一段落では、睡眠にはノンレム睡眠とレム睡眠という二つの状態があり、両者はまったく性質の異なるものであるということが強調されている（傍線部①〜③）。

＊発火……ニューロンに活動電位が発生することをいう。

第二段落では、ノンレム睡眠の特徴が説明されている（波線部は、すべてその説明である）。傍線部④⑤では、比喩を使ってノンレム睡眠のイメージを伝えている。

るべき情報は、大脳の深部にある「視床」とよばれる情報の中継点を介する。レム睡眠時には、視床での情報伝達が遮断されているのだ。逆に、脳から運動系を介して全身の筋肉に伝えられる情報は、脊髄のレベルでカットされている。つまりレム睡眠時は、⑥脳へのインプット（感覚）と脳からのアウトプット（運動）が、**インターフェース***のレベルで遮断されてしまっていることになる。いわば⑦〝**オフライン**〟の状態といってもよいだろう。

第四段落

インプットやアウトプットを遮断しなくてはならない理由は大脳の機能にあるらしい。レム睡眠時、大脳皮質は覚醒時よりもむしろ強く活動している。この状態では、脳を外界と遮断しておかなければ、身体の機能が暴走して、眠っていながら動きだしてしまうだろう。また、実験的にヒトをレム睡眠の最中で強制的に起こしてみると、ほとんどの場合、被験者は「夢を見ていた」という。つまり、レム睡眠の時には脳の強い活動の反映として夢を見るのだ。

第五段落

このように、私たちが眠っている間にも、脳はまったく異なる2つの状態（ノンレム睡眠とレム睡眠）を規則正しく繰り返しているのである。

〈出典〉『睡眠の科学・改訂新版 なぜ眠るのか なぜ目覚めるのか』櫻井武・講談社（二〇一七年）

第三〜第四段落では、レム睡眠の特徴が説明されている（波線部は、すべてその説明である）。傍線部⑥⑦では、比喩を使ってレム睡眠のイメージを伝えている。

＊インターフェース……コンピューターと周辺機器を接続するための機構や、人間がコンピューターを操作できるようにするための機構をいう。ここでは、脳のしくみをコンピューターに例えた比喩として用いられている。

▼二つのものを比較する文章

説明文では、**二つのことがらを比較する**ことがよく行われる。比較される対象は、「コーヒーとお茶」のように具体的で身近なものから、「科学と芸術」のような抽象的な概念までさまざまである。

二つのものを比較する文章によくみられる展開として、次のようなパターンがある。

> ①**A**と**B**は、よく似ているもの（あるいは、まったく同じもの）と考えられているが、実は大きな違いがある。
> ②**A**と**B**は、一般に、まったく異なるものと考えられているが、実は多くの共通点がある。
> ③**A**と**B**のそれぞれについて、よいところ、悪いところ（長所と短所、メリットとデメリット）を挙げて対比させる。

例文は、一般に「睡眠」としてひとくくりにされている生理現象のうちに、「ノンレム睡眠」と「レム睡眠」というまったく異なる二つの状態があることを説明しているので、①のパターンといえる。

二つのものの似ているところと違うところを両方とも挙げていく、①と②の混合パターンもある。これに、「よい、悪い」などの評価が加わると、③の要素も入ってくる。

二つのことがらを比較している文章には、もう一つ重要なポイントがある。それは、その**二つのことがらを、筆者がどのようにとらえているか**である。これについては、次のような場合が考えられる。

> ④筆者は、**A**と**B**のいずれかをよりよいものと考え、強く支持している。
> ⑤筆者は、**A**と**B**のどちらにもよい点と悪い点があり、どちらがよいときめられないと考えている。
> ⑥筆者は、**A**と**B**の優劣について判断していない（または、優劣をつける意味がない）。

例文の場合、比較されている二つのことがらは「ノンレム睡眠」と「レム睡眠」であるが、これらは、どちらも「睡眠」という人間にとって欠かせない生理現象の一部なので、優劣をつける意味はない。したがって、⑥に当てはまる。

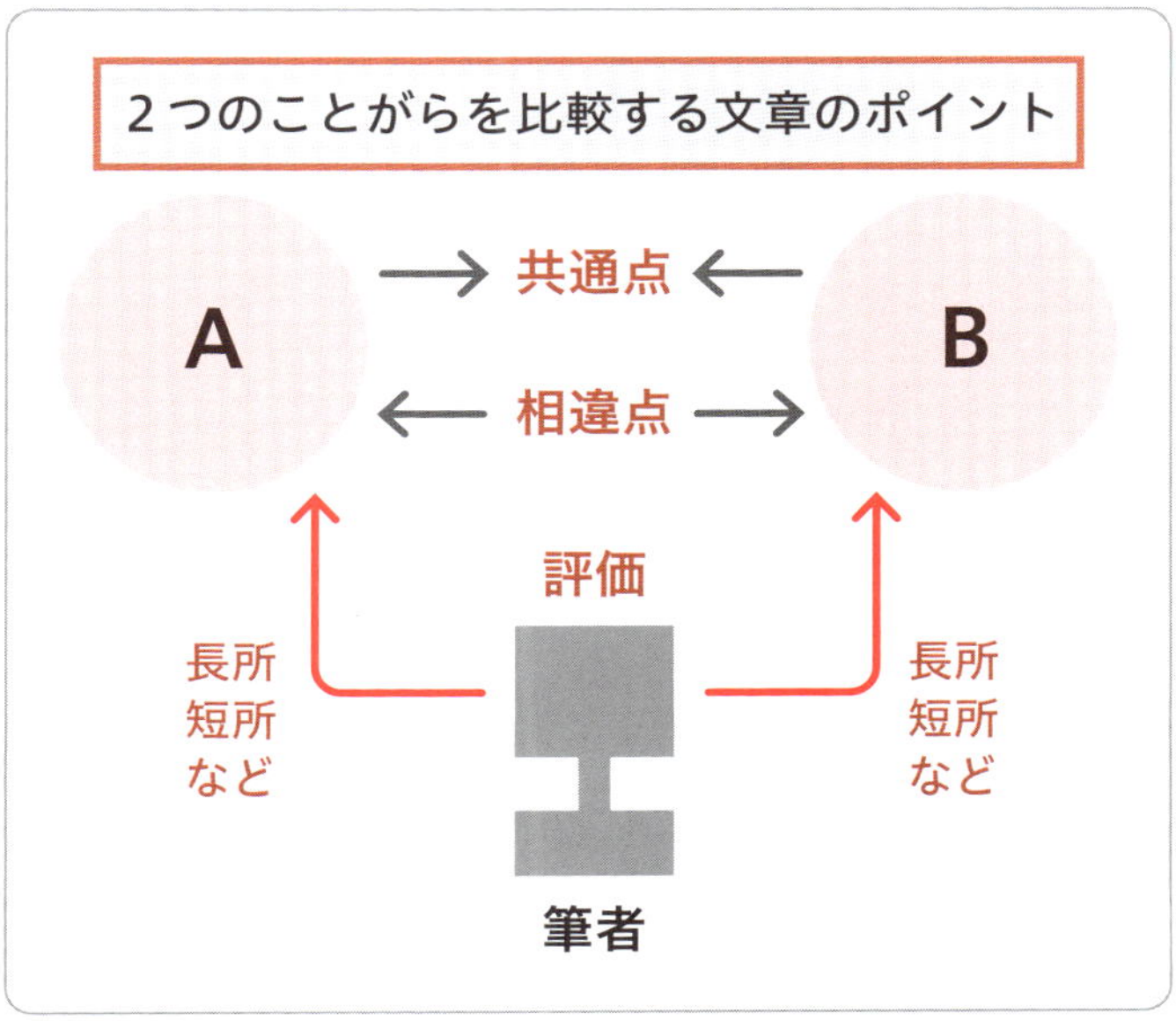

▼比較されていることがらの特徴をまとめる

二つのことがらを比較する文章では、比較されている二つのものの特徴が次々に挙げられるので、その**特徴をしっかりとらえながら読み進めていく**ことが重要である。理解が不十分なまま何となく読み続けていると、だんだん混乱してきて、筆者がどちらに言及しているのかわからなくなってしまう。

文章の中で、AとBという二つのことがらが比較されていることに気付いたら、それぞれの**特徴を簡潔にまとめて、箇条書きにして書き出しながら読む**のも一つの方法である。例文で示すと、次のようになる。

A（ノンレム睡眠）の特徴
・大脳皮質のニューロンの活動が低下する。
・ニューロンが同期して発火する。

B（レム睡眠）の特徴
・大脳皮質は覚醒時よりも強く活動している。
・ニューロンは同期せずに、それぞれ固有に発火する。
・脳と外界が遮断されている。
・夢を見る。

▼比喩を使った表現に注目する

説明文では、比喩を使った表現もよく用いられる。難しいことを説明しようとするときに、読者にとって**身近な何かに例えることによってイメージしやすくする**のが、比喩の効果である。

例文では、ノンレム睡眠を「スリープモード」、レム睡眠を「オフラインの状態」というように、パソコンの状態に例えて表現しているが、パソコンを使い慣れた人にとっては、イメージしやすい説明になっている。

▼次の例文は、前の例文と同じ本の中で、少し後のほうに出てくる文章である。引き続き、傍線部に注意しながら読んでみよう。

第一段落

定義の上では睡眠とはまず、外部の刺激に対する反応性が低下した状態であり、容易に回復するものである。つまり、植物状態や脳死などの昏睡状態にある場合や、全身麻酔で眠っている場合も刺激に対する反応性は低下しているが、〝容易に回復できる〟ということを満たさないため、睡眠とはみなされない。

第二段落

それにくわえて第二に、睡眠時は感覚系において外部の刺激（脳へのインプット）に対する反応性の低下がみられるとともに、運動系（脳からのアウトプット）に関しては、目的をもった行動がなくなる。睡眠中にも寝返りをうつなどの自発運動はあるし、場合によっては「レム睡眠行動障害」や「夢遊病（睡眠時遊行症）」という病気で睡眠中に動くことはあるが、それらは目的をもった行動とはいえない。

第三段落

第三に、睡眠時にはその動物種特有の姿勢をとることが多い。人間の場合は、通常、横になって眠るし、ラットやマウスの場合は身を寄せ合って身体を丸めて眠る。動物によっては立ったまま眠るものもある。また、通常、どんな動物も巣に帰って眠る場合が多い。人間の場合も自宅で眠ることが多い。しかし、渡り鳥などは飛んだまま眠ることができるし、イルカは泳いだまま眠ることができるので、動物によってはこれらの条件にあてはまらないものもある。

第四段落

しかし、これらのヒントをもとに①外から様子を観察しただけでは、動物やヒトが眠っているのかどうか判断がつかないことがある。動物が動かなくなっていても、実は意識があるままじっとしている場合もある。これらの睡眠の特徴は、判断の助けにはなるが、確定的な

読解のポイント

第一段落から第三段落までは、「睡眠」の定義について述べている。ただし、第三段落の記述は、すべての動物に当てはまるものではなく、例外もあるので厳密な定義とはいえない。

第四段落では、外から観察しただけでは、その動物が眠っているのかどうか判断しにくいことが述べられている（傍線部①）。本物の睡眠と「たぬき寝入り」を区別する方法はあるのだろうか。

ことをいうのは難しい。ヒトの場合は、いわゆる「たぬき寝入り」をしている場合もある。

第五段落

本物の「睡眠」と「たぬき寝入り」を客観的に区別するにはどうしたらいいだろうか。実際に睡眠を生理学的に観察できるようになったのは、脳波が使われるようになった1930年代以降である。現在、睡眠を客観的に観察するにはポリソムノグラフィーという検査装置が使われる。これは脳波、筋電図、眼球電図、心電図など生理学的な指標を同時に記録するものであるが、とくに脳波がもっとも重要な指標になる。

第六段落

ヒトの脳波は1924年にドイツの精神科医、ハンス・ベルガーによって初めて記録された。当時、筋肉のある部分の皮膚表面に電極を置くと、筋肉の活動にともなって、電位変化が記録できる（こうして記録した電位変化を筋電図という）ことは知られていたが、ベルガーは、筋電図用の電極を頭皮に貼付したところ、電気活動が測れることに気がついた。さらに、すでにこのときベルガーは覚醒時と睡眠時で脳波が明確に異なることに気がついていた。覚醒時には速いが振幅の小さな波が、睡眠時には振幅は大きいがゆっくりとした波が記録されたのである。しかし、当時は「脳という精神を生み出す高尚な組織の活動が、電気などで測れるわけはない」という考えから、ベルガーのこの発見はあまり注目されず、顔の筋電図がたまたま測れたにすぎないと見過ごされてしまった。しかし、その後、数々の研究によって、ベルガーの発見が正しいことが証明されることになった。現在でも睡眠ステージ判定のもっとも重要な生理学的指標は脳波である。

〈出典〉『睡眠の科学・改訂新版 なぜ眠るのか なぜ目覚めるのか』櫻井武・講談社（二〇一七年）

第五段落以降では、「脳波」を記録することによって、睡眠についてより詳しく調べることが可能になったことが記されている。前の例文で説明されていたように、睡眠にはノンレム睡眠とレム睡眠の二種類があることが知られるようになったのも、その成果の一つといえる。

▼定義する文章

説明文では、何かを定義する文章がよく現れる。○○ということがらについて論ずる前に、**「○○とは何か」を定義し、筆者と読者の間でその定義を共有しておく**ことが重要だからである。

例文の前半（第一～第三段落）では、「睡眠」とは何かが定義されている。ただし、三番目の段落の内容は、睡眠するすべての動物に当てはまるものではなく、例外もあるので、「睡眠」の厳密な定義に含めることはできない。したがって、最初の段落と二番目の段落が筆者による「睡眠」の定義だと、ひとまず考えることができる。それらをまとめると、次のようになる。

第一・第二段落による睡眠の定義

①外部の刺激に対する反応が低下した状態であること。
②①の状態から容易に回復できること。
③目的をもった行動がなくなること。

定義とは、**あることがらの意味や内容を、他のことがらとはっきり区別できるように、言葉によって定めること**をいう。「はっきり区別できる」というところが重要で、「○○なのか、○○ではないのか」の境界にあいまいな部分が残っていたら、厳密な定義とはいえない。

それでは、前記の①～③による「睡眠」の定義は、十分に厳密なものといえるだろうか。ここで一つ問題がでてくる。四番目の段落で述べられているのがその問題で、①～③の定義によると、眠っている人と「たぬき寝入り」をしている人とを、外部から観察しただけでは区別できないのである。

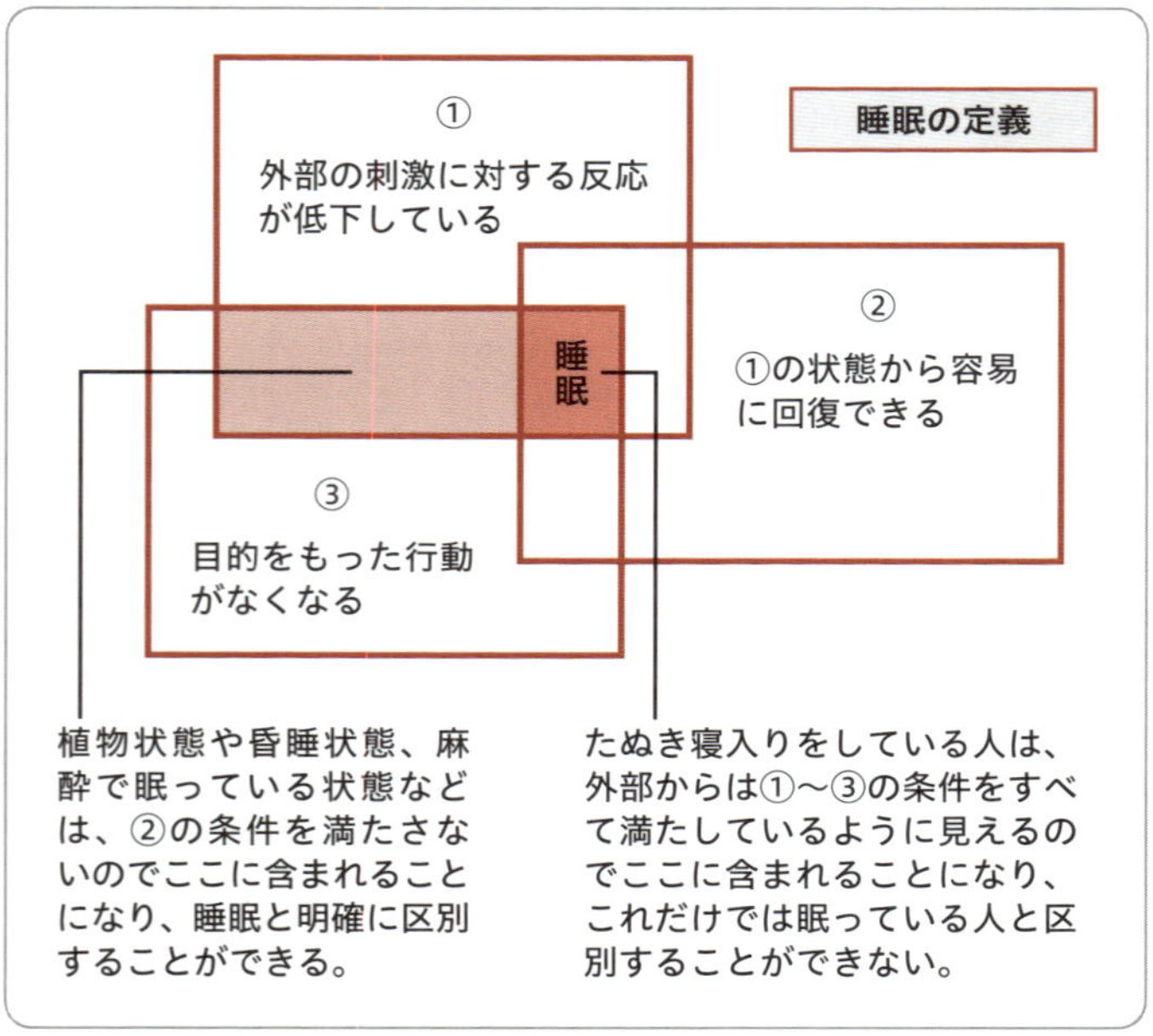

睡眠の定義
①
外部の刺激に対する反応が低下している
②
①の状態から容易に回復できる
③
目的をもった行動がなくなる
睡眠
植物状態や昏睡状態、麻酔で眠っている状態などは、②の条件を満たさないのでここに含まれることになり、睡眠と明確に区別することができる。
たぬき寝入りをしている人は、外部からは①～③の条件をすべて満たしているように見えるのでここに含まれることになり、これだけでは眠っている人と区別することができない。

新たな知識が得られると、定義も変わる

定義とは、厳密なものではあるが、永遠に変わらないものではない。たとえば、一メートルという長さは、最初は「地球の子午線の長さの四千万分の一」と定義されていたが、国際メートル原器という器具を用いた定義を経て、現在は、「光が真空中を二億九九七九万二四五八分の一秒間に進む長さ」という定義になっている。長さを測定する技術が著しく進歩したことによって、長さの定義も変わってきたのである。このように、新たな知識が得られると、物事の定義も、それにつれて変わることがある。もちろん、その場合、定義はより厳密になっていく。

前記の①〜③のような「睡眠」の定義だけでは、眠っている人と「たぬき寝入り」をしている人を区別することができなかったが、やがて、両者を区別する手段が発見された。それが、例文の第五段落以降で説明されている「脳波」である。

本文に記されているとおり、脳波の発見者であるベルガーは、覚醒時と睡眠時では、脳波が明確に異なることに気づいた。つまり、脳波を調べれば、その人が本当に眠っているのか、「たぬき寝入り」をしているだけなのかは、外部の観察者にもわかってしまうのである。

例文の最後に書かれているように、現在、睡眠の研究には、脳波の測定が欠かせないものになっている。順序は前後するが、一つ前の例文に書かれていたように、睡眠にはノンレム睡眠とレム睡眠という二つの状態があること、ノンレム睡眠では大脳皮質の活動が低下しているが、レム睡眠ではむしろ活発になっていることなども、脳波を調べることによって知られるようになった事実である。

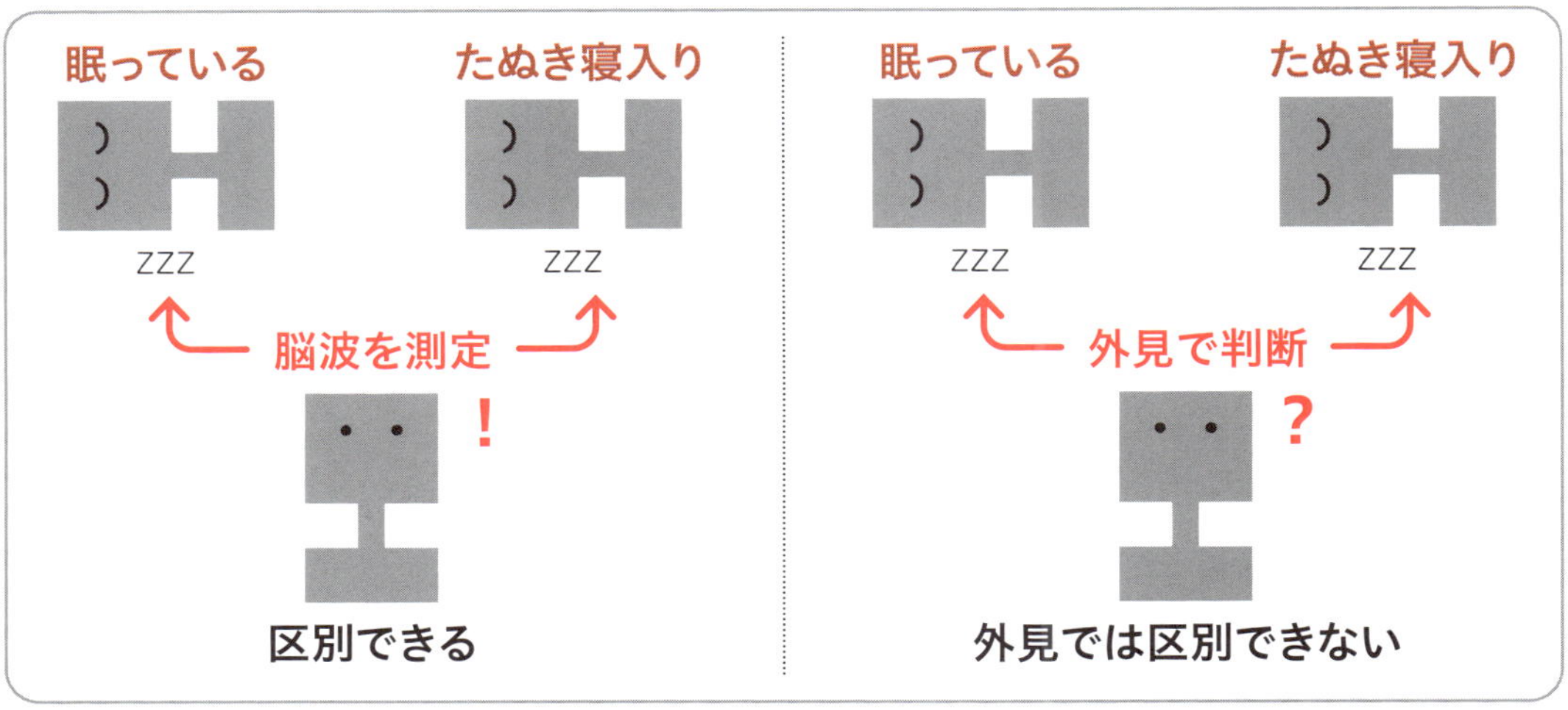

▼次の文章を読んで、問1〜6に答えなさい。

「人間は生きものであり、自然の中にある」。これから考えることの基盤はここにあります。これは誰もがわかっていることであり、決して新しい①指摘ではありません。しかし、現代社会はこれを基盤にしてでき上がってはいません。そこに問題があると思い、改めてAこのあたりまえのことを確認するところから出発したいと思います。

まず、私たちの日常生活は、生きものであることを実感するものになっているでしょうか。朝気持ちよくめざめ、朝日を浴び、②シンセンな空気を体内にとり込み、朝食をおいしくいただき……これが生きものの暮らしです。めざまし時計で起こされ、お日さまや空気を感じることなどまったくなしに腕の時計を眺めながら家をとび出す……実際にはこんな朝を過ごすのが、現代社会の、とくに都会での生活です。ビルや地下街など、③終日人工照明の中で暮らすのが現代人の日常です。これでは生きものであるという感覚は持てません。

生きものにとっては、眠ったり、食べたり、歩いたりといった「日常」が最も重要です。ですから、その日常のあり方を④ヘンカクし、皆があたりまえに自然を感じられる社会を作ればよいのですが、ここまで来た近代文明社会を一気に変換するのは難しいでしょう。

そこで、ここでの⑤テイアンは、まずは一人一人が「自分は生きものである」という感覚を持つことから始め、その視点から近代文明を転換する切り口を見つけ、少しずつ生き方を変え、社会を変えていきませんかということです。一人一人の気持ちが変わらないまま、たとえばエネルギーだけを脱原発、自然再生エネルギーに転換と⑥唱えても、今すぐの実現は難しいでしょう。しかもBそれはあまり意味がありません。自然エネルギーを活用する「暮らし方」が大切なのであり、その基本が「生きものである」という感覚なのです。

近代文明をすべて⑦ヒテイするのでなく、生きものとしての感覚を持てるようにするところから転換をはかろうとするなら、生物学に大事な役割が果たせるはずと考えています。なぜなら私自身Cこの分野で学んだがゆえに、とくに意識せずに「生きものである」という感覚を身につけることができ、日常をそれで生きていけると実感するからです。簡単な例をあげるなら、⑧購入した食べ物が賞味期限を越えてしまったような時でも、それだけで捨てることができません。まだ食べられるかどうか、自分の鼻で、舌で、手で確認します。

鼻や舌などの「感覚」で判断するとはなんと⑨ヒ科学的な、そんなことで大丈夫なのか、もっと「科学的」でなければいけないのではないかと言われそうです。科学的とは多くの場合数字で表わせるということです。D具体的には冷蔵庫から取り出したかまぼこに書かれた日時をさすわけです。⑩エイセイ的な場所で製造されお店に出されていると信じ、安全性の目安として書かれている期限を見て、その期間に食べているわけです。それを科学的と称しているけれど、これでよいのでしょうか。Eこうした判断のしかたは、私には、自分で考えず科学という言葉に任せているだけに思えます。「科学への盲信」で成り立っているように思います。

〈出典〉『科学者が人間であること』中村桂子・岩波書店（二〇一三年）

問1 傍線部①～⑩のカタカナを漢字に直し、漢字は読みをひらがなで記しなさい。

①
②
③
④
⑤
⑥
⑦
⑧
⑨
⑩

問2 傍線部Aの「このあたりまえのこと」とは何か。文中の言葉を抜き出して、「ということ」につながる形で、二十字以内で答えなさい。

ということ

問3 傍線部Bに「それはあまり意味がないと考えられません」と書かれているが、筆者はなぜ意味がないと考えているのか。次のア〜オのうち、最も適切なものを選びなさい。

ア 今すぐ実現できそうにないことをいくら主張しても仕方ないから。

イ 自然再生エネルギーだけでエネルギーの需要を賄うことは不可能だから。

ウ 一人一人の意識や生き方が変わらないまま、単にエネルギー問題だけを論じても、現代社会の変革につながらないから。

エ 生きものにとってエネルギーが必要なのは、言うまでもないことだから。

オ 近代文明を否定することは、人間の存在そのものを否定することにほかならないから。

問4 傍線部Cの「この分野」とは何のことか。文中の言葉で答えなさい。

問5 傍線部Dの「具体的」の対義語は何か。漢字三字で答えなさい。

問6 傍線部Eの「こうした判断のしかた」とはどんなことをさしているか。五十字程度で答えなさい。

10 20 30 40 50

▼次の文章を読んで、問1～5に答えなさい。

看護の理論家であるジョイス・トラベルビーは、次のように書き残している（トラベルビー『人間対人間の看護』）。

A病むことは、孤独であるということであり、自分の孤独の中核にあるものを和らげられないこと、あるいは、ほかの人に伝えることさえできないことである。

この定義に沿っていうなら、ケアは病む人と共にある①営みであって、治すことを②ココロみることでは必ずしもない。むしろコミュニケーションを絶やさない努力だ。③チリョウがもはや効力を持たなくなった場面においても、ケアのコミュニケーションは続く。

意識が薄れている人、身体が動かない人もまた何かを伝えようとする。指のかすかな動きかもしれないし、④瞬きかもしれないが、キャッチする人がいればそれはサインとなり、キャッチすること自体が **B** となる。あるいは暴言や暴力や何らかの精神症状という形で自らの苦境を表現する人もいる。しかし、Cそのような表現は、それを「SOS」として聴き取る人の耳にとってのみサインとなり、聴き取ることそのものが **B** となる。

当事者のサインがなんとか受け止められ、⑤試行錯誤のなかで対応されたとき、ケアが始まる。言うまでもなく、このようなケアが始まるための⑥ゼンテイ条件として、苦痛や苦境のなかにある当事者とコンタクトを取ろうとするケアラーの側の努力がある。

そばに立ち会い、つながりをつくること。そして⑦真摯に当事者の声を聴こうとすることによって、初めて支えることが可能になる。これは当たり前のことのように思えるかもしれない。しかし、D日常的には気に留めることもなく成立しているコミュニケーションが、支援の現場ではとたんに難しいものとなる。それゆえ、困難を乗り越え、つながるための強い意志と技術がケアの現場を支える。

コミュニケーションを絶やさない努力が重要になるもうひとつの理由は、患者や当事者を周りの人とつなぎなおすことが、しばしばケアの出発点ともなるからである。たとえば家族の問題がそうだ。患者と家族のあいだに⑧シンコクな⑨亀裂が入ることは少なくない。あるいはもともと家族関係が悪いなかで病に倒れたとき、家族の亀裂が際立つこともある。それゆえ、看取りのケアが「家族の関係を修復する」という形で⑩成就する場面も見聞きする。

病や逆境は二重の孤独をもたらす。単に人との関わりが断たれるだけでなく、その孤独を表明することすらできなくなるという切断である。援助職は、そのような困難にある人とつながろうとする努力をする人でもある。

〈出典〉『ケアとは何か』村上靖彦・中央公論新社（二〇二一年）

問1 傍線部①〜⑩のカタカナを漢字に直し、漢字は読みをひらがなで記しなさい。

①

②

③

④

⑤

⑥

⑦

⑧

⑨

⑩

問2 傍線部Aの引用部分「病むことは〜ことである。」とほぼ同じことが書かれている部分が、本文の中にある。連続した二つの文からなるその部分を本文から抜き出し、その最初の五文字と最後の五文字を答えなさい。ただし、文字数は句読点を含む。

最初の五文字

最後の五文字

問3 空欄Bに当てはまる言葉として、次のア〜オのうち最も適切なものを選びなさい。

ア コミュニケーション　**イ** サイン

ウ キャッチ　**エ** ケア

オ コンタクト

問4 傍線部Cの「そのような表現」とは、どのような表現か。文中の言葉を抜き出し、語尾が「〜すること」になるようにして答えなさい。

すること

問5 傍線部Dに「日常的には気に留めることもなく成立しているコミュニケーションが、支援の現場ではとたんに難しいものとなる」と書かれているが、それはなぜか。次のア〜エのうち、本文の内容に最もよく合うものを選びなさい。

ア 支援の現場は、病院や福祉施設であることが多く、自宅とは環境が大きく異なるから。

イ 支援の現場には家族以外の者がいるので落ち着かず、普段どおりにコミュニケーションがとれないから。

ウ ケアを必要とする人は、自分が今感じていることを周囲にいる人に伝えることが困難になっているから。

エ ケアを必要とする人と家族との間には、深刻な亀裂が生じているものだから。

練習問題の解答

108〜110ページ

問1
①してき　②新鮮　③しゅうじつ
④変革　⑤提案　⑥となな
⑦否定　⑧こうにゅう　⑨非
⑩衛生

問2
人間は生きものであり、自然の中にある（十八字）

問3
ウ

問4
生物学

問5
抽象的

問6
〈解答例〉
食べ物がまだ食べられるかどうかを、自分の鼻や舌で確かめずに、商品に書かれた賞味期限だけで判断すること（五十字）

111〜113ページ

問1
①いとな　②試　③治療
④またた　⑤しこうさくご　⑥前提
⑦しんし　⑧深刻　⑨きれつ
⑩じょうじゅ

問2
〈最初の五文字〉病や逆境は
〈最後の五文字〉断である。

問3
エ

問4
暴言や暴力や何らかの精神症状という形で自らの苦境を表現（すること）

問5
ウ

第5章

文章を書く

文章を書く目的はさまざまであるが、社会生活の中で重要になるのは、情報を正確に、わかりやすく伝える文章を書く技術である。この章では、正確で、わかりやすい文章を書くためにはどのようなことに注意すべきかを学ぶ。章末のワークは、情報を伝えるための文章を書く練習になるので、ぜひ取り組んでみよう。

文章を書くとはどういうことか

▽文章を書くことには、さまざまな目的がある

世の中には、ありとあらゆるタイプの文章があふれている。

小説、詩、エッセイ、評論、新聞記事、雑誌の記事、マンガの吹き出しに書かれたセリフ、電化製品の取扱説明書、医薬品の「使用上の注意」、町内の掲示板や回覧板に書かれた連絡事項、手紙、メール、日記、SNSの投稿など、数え上げればきりがない。

では、これほど多種多様な文章が書かれるのはなぜだろう。

そこで、今度は文章を書く目的に注目してみる。たとえば、次のような分類が考えられる。

①**創作・創造**のための文章（小説・詩・シナリオなど）
②**研究の成果を発表する**ための文章（論文・レポートなど）
③**自分の考えや感情、趣味や好みなどを表現する**ための文章（エッセイ・ブログ・日記など）
④**情報を伝える**ための文章（新聞記事・ビジネス文書・メール・取扱説明書・履歴書など）
⑤**コミュニケーションを図る**ための文章（SNS・メール・手紙など）

さて、こうしてみると、①～⑤の中には、世の中のほとんどの人が書くものと、ごく一部の人だけが書くものが混じっていることがわかる。

①の「創作・創造のための文章」は、その分野に興味がある人にとっては、ぜひ書きた

文章を書く目的

創作・創造
小説　詩
映画・ドラマ・演劇の脚本
マンガの原作など

研究発表
学術論文
レポートなど

自己表現
エッセイ・ブログ
日記など

情報伝達
新聞記事　雑誌記事
ニュース原稿　ビジネス文書
回覧板　製品の取扱説明書など

コミュニケーション
SNS・メール・手紙など

いものかもしれない。しかし、創作された作品を読むことは好きだけれど、自分で書くことにはそれほど関心がない人も多い。もちろん、小説は読むことも書くことも苦手だという人もいるし、それでも特に困ることはない。

②はどうだろうか。このタイプの文章は、何かを研究する仕事をしている人なら必ず書かなければならないものである。その仕事に就くために勉強する過程でも、何度も書かされるに違いない。しかし、それ以外の人にとっては、あまり縁のないものかもしれない。

③のタイプの文章を書く人は多い。書くことが好きな人にとっては、このような文章を書くのはとても楽しいことかもしれない。とはいえ、この種の文章も、誰もが書かなければならないものではない。書くことよりもしゃべることのほうが得意な人は、むしろ、話すことで自分を表現しようとするだろう。

しかし、④と⑤に関しては、少し事情が異なる。これからどんな仕事に就く人でも、多かれ少なかれ、このような文章を書く機会が訪れるはずだからだ。そして、社会人として特に重要なのは、④の「情報を伝えるための文章」を書くためのスキルを磨くことである。

▽正確さとわかりやすさが重要

「情報を伝えるための文章」を書くにあたって、最も重要なことは、**正確に書くこと**、そして、誰が読んでも理解できるように、**わかりやすく書くこと**である。特に、仕事で書く文章では、正確さとわかりやすさが何よりも求められる。情報が正確に伝わらないと、仕事上の重大なミスにつながりかねないからである。

正確に、そして、わかりやすく書くこと。そのための方法を学ぶことが、この章のねらいとなる。

プラスα

◉読む側の立場から考える

文章の目的を、文章を読む側の立場から考えてみると、新たな視点が開けてくる。

たとえば、小説を読む人は、その小説にどんなことを求めるだろうか。それは、最後までハラハラドキドキしながら読めるような面白いストーリーだったり、魅力的な登場人物だったりするだろう。

では、新聞記事を読む人は、その記事に何を求めるだろうか。それは、第一に情報の正確さであろう。

このように、文章の種類によって、読む側の目的も異なる。

書く側の目的と読む側の目的がうまく一致したときに、文章はその役割を果たすことができるのである。

わかりやすく書くためのコツ

▽一つの文を長くしすぎない

まず、次の例文を読んでみよう。

例
納豆は、栄養が豊富で、健康にもよいといわれているが、その理由としては、原料の大豆に由来するたんぱく質が多く含まれていること、そして、そのたんぱく質が納豆菌により分解され、消化吸収されやすくなっていることが挙げられる。

最後まで読み通してみると言いたいことはわかるのだが、少し読みにくく感じられないだろうか。そこで、次のように直してみる。

例
納豆は、栄養が豊富で、健康にもよいといわれている。その理由として挙げられるのは、原料の大豆に由来するたんぱく質が多く含まれていること、そして、そのたんぱく質が納豆菌により分解され、消化吸収されやすくなっていることである。

一つの文を二つに分けて、少し語順を入れ替えただけだが、これだけでも、だいぶ読みやすくなったはずである。

日本語の文は、**述語が文の最後にくるので、何が書いてあるのか、最後まで読み切らないとはっきりしない**ことが多い。そのため、**一つの文が長すぎると読みにくくなる**のである。

文章を書いていて、**一つの文が長くなりすぎていると感じたら、その文を二つに分けら**

プラスα

◉接続助詞に注意

順接の「ので」、逆説の「が」のような接続助詞は、前後の語句をつなぐ役割をもつ。しかし、接続助詞を使いすぎると、文がどんどん長くなってしまうことがある。

例
近年は物価が上昇し、電気代やガス代などの光熱費も高騰しているので、どの家庭も家計が苦しくなっていることから、外食を減らす人が増えているといわれるが、低価格路線を打ち出した某チェーンの業績は好調だそうだ。

↓

文を分けて短くした例

近年は物価が上昇し、電気代やガス代などの光熱費も高騰している。どの家庭も家計が苦しくなっていることから、外食を減らす人が増えているといわれる。しかし、低価格路線を打ち出した某チェーンの業績は好調だそうだ。

れないか考えてみる習慣をつけよう。

▽結論を先に書く

長い論文などでは、結論を最後にまとめて書くことが多いが、比較的短い文章の中で情報を的確に伝えたい場合は、結論を先に書いたほうがよい。そのような結論に至った理由を説明する必要があるときは、**結論を先に書いてから理由を述べる**とよい。

たとえば、予定されていたイベントの延期を知らせる文章を書く場合は、イベントが延期になったという**一番重要な事実を最初に**伝えなければならない。それに続けて、延期の理由、延期後の日程（未定の場合はその旨）、延期により迷惑をかけた関係者への謝罪などを、順序よく整理して述べるようにする。**何を伝えるための文章なのかを最初にはっきり示す**ことで、その後の内容も伝わりやすくなるのである。以下に、よい例と悪い例を示す。

例

○ 今週末に予定していた研修会は延期になりました。延期後の日程は未定ですが、会場の都合がつきしだい、日時を決定しておしらせします。今回、延期に至った理由は……（以下略）

× 今週末に予定していた研修会の件ですが、スタッフ数名がインフルエンザに感染し、代替要員の確保も困難なことから、検討を重ねた結果、やむなく延期になり……（以下略）

プラスα

◉読む人が知りたいことから先に

わかりやすい文章を書くためには、その文章を読む人の立場になって、どんな順序で情報を並べたらよいか考えてみるとよい。

上の例でいうと、イベントの延期という一番重要な情報を最初にもってくるのは当然として、次に何を伝えるべきだろうか。

イベントが延期になったことを知った人が、その次に一番知りたいことは、延期後の日程がきまっているかどうかであろう。自分はその日に参加できるのかどうか、確認したいからだ。だから、そのことは真っ先に確実に伝えなければならない重要事項になる。

見やすさ、読みやすさへの配慮

▽句読点を適切に打つ

日本語の文章には、句読点が必要である。**句読点を打つのは、文章を読みやすくするため**である。句読点のうち、句点は文の最後に打つときまっているので、迷うことはない。問題は、**読点をどのように打つか**である。

実は、**読点の打ち方については、厳密な規則はない**。読点を打てる場所は、文節と呼ばれる文の区切りの位置に限られるが、そのことさえ守れば、ある程度、書き手の自由な判断で読点を打つことができる。したがって、**まったく同じ文でも、書く人によって、読点を打つ位置や読点の数が異なる**ことがよくある。

とはいえ、どこでも適当に読点を打てばよいというわけではない。読点は、文章を読みやすくするために打つのだから、**読みやすくなるような読点の打ち方をする**べきである。

まず、次の二つの例文を読んでみよう。

例
①空気は純物質ではなく窒素や酸素をはじめとする多くの気体からなる混合物である。
②空気は、純物質ではなく、窒素や、酸素を、はじめとする、多くの、気体からなる、混合物である。

文の内容はどちらも同じだが、①は、読点が一つもない文、②は、読点を打てそうな所に全部読点を打った文である。結論からいうと、どちらも読みにくい。長い文には読点を打たないと読みにくいが、読点を打てば打つほど読みやすいわけでもないのである。

では、この文を読みやすくするには、どのように読点を打てばよいのだろうか。

プラスα

◎文節とは

文節とは、一つの文を細かい部分に区切っていったときに、それだけで意味のある内容をもつ最小の単位である。

日本語の単語のうち、名詞、代名詞、動詞、形容詞、形容動詞、副詞、連体詞、感動詞などは、単独で文節になることができる。これらの単語を、自立語という。

助詞と助動詞は、単独で文節になることはできず、自立語にくっついた形で文節になる。これらの単語を、付属語という。

したがって、文節は、次の二つの形のどちらかになる。

①自立語のみ
②自立語＋付属語

変更例

③空気は純物質ではなく、窒素や酸素をはじめとする多くの気体からなる混合物である。

④空気は、純物質ではなく、窒素や酸素をはじめとする、多くの気体からなる混合物である。

③は、もとの文に読点を一つだけ打ったもの、④は読点を三つ打ったものである。どちらがよいか、意見は分かれるかもしれないが、どちらにしても、①②の例よりは読みやすいはずである。

▽文が読みやすくなる読点の打ち方

❶長い主語の後には読点を打つ

主語の前に修飾語が付いて、**主語を含む部分が長くなっているときは、その後に読点を打つ**と、それが主語であることがはっきりしてわかりやすくなる。

例 一九七二年にユネスコ総会で採択された世界遺産条約の目的は、世界各国の文化遺産と自然遺産を保護することである。＊

❷接続詞や接続助詞の後に読点を打つ

例 彼はこの日のために一年間頑張ってきた。そして、その努力が報われるときがきた。

彼はこの日のために一年間頑張ってきたが、その努力が報われることはなかった。

＊上記の例のように、主語を含む部分が長くなっているときは、その後に読点を打ったほうがよいのだが、できれば、最初から、主語を含む部分を長くしすぎないようにしたほうがよい。上記の例文は、次のように二つの文に分けたほうが、さらに読みやすくなる。

例 世界遺産条約は、一九七二年にユネスコ総会で採択された。この条約の目的は、世界各国の文化遺産と自然遺産を保護することである。

❸漢字やひらがなが続いて読みにくい箇所を、読点で分ける

例
誰でも理解できるような、わかりやすい説明を心掛けたい。
十中八九、彼の仕業に違いない。

❹複文、重文は読点で区切る

一つの文の中に、主語、述語の関係が二つ以上含まれている文を、複文または重文という（46ページ参照）。複文、重文は、読点で区切ったほうが読みやすい。

例
兄は朝から仕事に出掛け、妹は午後から部活の練習に行った。
今日は風が強かったので、洗濯物が飛ばされてしまった。

❺複数の単語を列挙するときに読点を用いる

例
コンビニでは、新聞、雑誌、書籍なども販売されている。＊

▽読点を打たないと意味がはっきりしない文もある

例
母はお菓子を食べながら踊っている妹を見て笑った。

プラスα

◉音読を意識する

長い文を音読する場合は、どこかで息継ぎのために間を置くことになるので、その息継ぎをする箇所に読点を打つという考え方もある。

音読を意識して読点を打つ場合は、その文を声に出して読んだときのことを思い浮かべて、聞いている人が聞き取りやすく、文の意味を理解しやすいように配慮する必要がある。

＊複数の単語を列挙する場合、読点の代わりに「・」（中黒）を用いることもできる。

例 コンビニでは、新聞・雑誌・書籍なども販売されている。

この文では、踊っているのは妹だとわかるが、お菓子を食べているのは母なのか、妹なのか、どうもはっきりしない。そこで、読点を打ってみる。

例
母は、お菓子を食べながら踊っている妹を見て笑った。……①＊
母はお菓子を食べながら、踊っている妹を見て笑った。……②

読点が打たれていることにより、①ならば、お菓子を食べているのは妹、②ならば、お菓子を食べているのは母だと見当が付くようになった。

＊上記の例文で、①の場合、つまり、お菓子を食べているのが妹である場合は、文の前後を入れ替えて、次のように直したほうがさらにわかりやすくなる。

例 お菓子を食べながら踊っている妹を見て、母は笑った。

▽改行と段落

長い文章を書くときは、文章の途中でときどき改行し、次の行の頭からその続きを書き始める。その場合、通常は、**改行した後の最初の文は、文頭を一字下げにする。**

文章のどこで改行するかについて厳密なきまりはないが、内容的につながりのあるいくつかの文が続いた後に、おおよそ数行ごとに改行するのが普通である。改行から次の改行までの、いくつかの文のまとまりを**段落**という。

長い文章は、**改行して段落に分けることによって読みやすくなる。** そのことは、まったく改行のない文章を想像してみるとわかりやすい。改行をしないと、紙面全体がびっしりと文字で埋め尽くされてしまうことになるが、そのような文章は、誰でも一目見ただけで読む気をなくしてしまうだろう。

文章を改行して段落に分けることは、内容的なまとまりを示すだけでなく、文章を**視覚的に読みやすくする**効果があるのである。

▽漢字とひらがなをバランスよく使う

日本語の文章は、通常は、**漢字・ひらがな・カタカナ**の三種類の文字を使って書かれる。このうち、カタカナは、主に外来語や外国の地名、人名などに用いられる。つまり、それらの語句を除く文章は、基本的に漢字かひらがなで書かれる。

一般に、漢字は画数が多く、ひらがなは画数が少ない。そのため、漢字の多い文章は、紙面全体が黒っぽくなり、難しそうな印象を与える。逆に、ひらがなの多い文章は、余白の部分が多いので白っぽくなる。

しかし、ひらがなが多ければ多いほど文章が読みやすくなるともいえない。全部ひらがなで書かれた文章がとても読みにくいことは、例を挙げるまでもない。**漢字とひらがなをバランスよく使う**ことが、読みやすい文章を書くコツである。一般に、読みやすい文章の目安は、漢字が三割程度、ひらがなが七割程度といわれることが多い。

ただし、漢字とひらがなのバランスを調整するために、漢字で書くべき言葉をひらがなで書いたり、ひらがなで書くべき言葉を無理やり漢字に直したりするのは本末転倒である。漢字とひらがなにはそれぞれの役割があり、必ず漢字で書かないとわかりにくい言葉もあれば、ひらがなでなければ書き表せない言葉もあるからだ。

▽漢字を使わないほうがよい場合もある

漢字をたくさん覚えると、ついつい、漢字で書ける言葉は全部漢字で書こうとしてしまうことがある。しかし、**漢字で書ける言葉でも、ひらがなで書いたほうがよい場合もある。**以下にその例を挙げる。

プラスα

●漢語と和語①

漢字の音読み(字音)で読まれる語句を漢語と言い、漢字の訓読み(字訓)で読まれる語句や、ひらがなのみで書き表される語句を和語という。

漢語は、原則としてすべて漢字で書くと覚えておこう。「憂鬱」を「憂うつ」と書くように、熟語の一部のみをひらがなで書く「交ぜ書き」は、読みにくくなるのでなるべく避けたほうがよい。

❶ **形式名詞**

それ自体には実質的な意味がとぼしく、補助的に用いられる名詞。

例 その話は聞いたことがある。（× 聞いた事がある）

困ったときはいつでも連絡してください。（× 困った時は）

❷ **補助動詞**

動詞本来の意味を失い、他の動詞に続けて補助的に用いられる動詞。

例 これからどうするべきか、よく考えてみます。（× 考えて見ます）

これからも、この調子で続けていこう。（× 続けて行こう）

❸ **一部の動詞・形容詞**

例 できる（× 出来る）　ある（× 有る・在る）　～になる（× 成る）　ない（× 無い）

❹ **大部分の副詞**

例 けっして……ない（× 決して）　あまり……ない（× 余り）　おおむね（× 概ね）

すでに（× 既に）　たぶん（× 多分）　たびたび（× 度々）　ちょうど（× 丁度）

❺ **大部分の接続詞**

例 したがって（× 従って）　また（× 又）　ただし（× 但し）　なお（× 尚）

すなわち（× 即ち）　あるいは（× 或いは）

❻ **接尾語**

例 グループごとに（× 毎に）　一年ぶりに（× 振りに）　得意げな表情（× 得意気）

❼ **当て字**

漢字の本来の意味とは関係なく、漢字の読みだけをある言葉に当てはめる漢字の使い方。

例 でたらめ（× 出鱈目）　やたら（× 矢鱈）　めちゃくちゃ（× 滅茶苦茶）

かわいい（× 可愛い）　めったに……ない（× 滅多に）

プラスα

◉**漢語と和語②**

文章の中で、漢語ばかりを使うと硬い印象を与え、漢字の割合も多くなる。漢語と和語をバランスよく織り交ぜて使うことにより、漢字とひらがなの割合も、おのずと適当なバランスになる。

文章を書いていて、どうも硬い文章になっていると感じたときは、漢語の一部を和語に置き換えてみるのも一つの方法である。

漢語→和語の言い換えの例

理解する→わかる

規則→きまり

通知→お知らせ

幸福→幸せ・しあわせ

正確に書くために心掛けること

▽情報を伝える文章の基本は「5W1H」

「5W1H」とは、英語の「いつ（When）」「どこで（Where）」「誰が（Who）」「何を（What）」「なぜ（Why）」「どのように（How）」の頭文字である。これらは、**物事を正確に伝えるために必要になる要素**を表している。「5W1H」は、特に、新聞記事やニュースの原稿などを書く人にとって大切な心得とされている。

しかし、そのような職種に限らず、**情報を伝えるために文章を書く場合は、「5W1H」を意識する**ことが大いに役立つ。**必ずしも「5W1H」のすべてがそろっていなければならないわけではない**が、伝えるべき情報が抜け落ちてはならない。それをチェックするために、「5W1H」を意識することが重要なのである。

たとえば、著名人を招いて講演会を開催するとしよう。当日、多くの人に参加してもらうためには、チラシや案内状を作って告知しなければならない。そこには何を書くべきだろうか。

講演会の日時（**いつ**）、会場（**どこで**）、講師の名前（**誰が**）、講演のテーマ（**何を**）、これらは、絶対に欠かせない情報である。入場料や、チケット販売の要領（入場無料の場合はその旨）なども重要な情報だ（これらは、「**どのように**」に含まれるであろう）。さらに、その講師やテーマを選んだ理由（**なぜ**）も付け加えると、より丁寧な説明になる。

この例のように、必ず伝えるべき情報と、余裕があれば付け加えたい情報がある場合、それらの**情報の優先順位を見極める**ことも重要である。

プラスα

◉字数の制約も考慮する

文章の字数に制約がある場合は、情報の重要度による優先順位を考慮することがますます重要になる。上記の講演会の例では、チラシや案内状を作ることになっているが、チラシのような小さい紙面に盛り込める情報はおのずと限られている。字を小さくすれば多くの情報を盛り込めるが、それでは読みにくくなってしまう。

一方、WEBサイトのような媒体は文字数の制約がないので、多くの情報を盛り込むことができる。チラシでは重要な情報に絞って伝え、もっと詳しいことが知りたい人にはWEBサイトを見てもらうよう誘導する方法もある。

▽書く前に考えて、書いたら必ず読み直す

数百字もしくはそれ以上の字数の、少し長めの文章を書くときは、いきなり書き始めることはせずに、何をどういう順序で書くか、よく考えてから書き始めたほうがよい。少し書いては書き直すことを何度も繰り返すよりも、ある程度、**構想をまとめてから書く**ほうが近道だ。

そして、ひとまず文章を書き終わったら、書きっぱなしにせずに、**最低でも一度は必ず読み直す**習慣をつけたい。誤字や語句の誤りをチェックするのはもちろんだが、伝えたい内容がしっかりと、わかりやすく書かれているか確認することも重要だ。

どんなに文章を書き慣れた人でも、最初から一つも直すところがない完璧な文章が書けることはほとんどない。だからこそ、文章を書いたら読み直すことがとても重要なのである。

5W1H

いつ（When）
例：講演会の日時

どこで（Where）
例：講演会の会場

誰が（Who）
例：講師の氏名

何を（What）
例：講演のテーマ

なぜ（Why）
例：講演会を開く目的、講師やテーマを選んだ理由など

どのように（How）
例：入場料、チケット販売の要領など

プラスα

◉推敲のポイント

文章をいったん書き終えた後で、書いた文章を読んでチェックし、手直しする作業を推敲《すいこう》という。推敲を行う際に重要なポイントを次に挙げる。

・誤字や表現の誤りはないか。
・主語と述語のねじれ（48ページ参照）などがない、正しい文章になっているか。
・文章はわかりやすいか。
・長すぎる文はないか。
・伝えるべき情報は漏れなく書かれているか（5W1Hでチェックする）。
・情報を伝える順序は適切か。
・文章の前後を入れ替えたほうがよい部分はないか。

実際に書くときに注意すること

▽縦書き・横書きの表記のルール

日本語の文章は、縦書きで書くことも、横書きで書くこともできる。縦書きと横書きは、用途に応じて使い分けられているが、現代では、仕事を含む日常生活で実際に書く文章は、横書きで書くことが多くなっている。

縦書きの文章と横書きの文章では、書き方のルールが少し異なるので注意しよう。最も大きな違いは、**数字の書き表し方**である。基本的には、**縦書きでは漢数字、横書きでは算用数字**が用いられるが、次ページに示すように例外もある。

なお、縦書きでの、漢数字を使った数字の書き表し方には、**「十」「百」「千」のような単位語を使う書き方と、単位語を使わない書き方**がある。

例

①単位語を使う書き方

千五百二十一人　二千八百五十円

②単位語を使わない書き方

一五二一人　二八五〇円

ただし、②の書き方を採用する場合も、「万」「億」「兆」のような大きな数を表す単位語は、省略せずに使ったほうがわかりやすい。

○ 一億五二五六万八三四〇人　△ 一五二五六八三四〇人

プラスα

◉横書きのメリット

横書きは、数字や英文などを扱うのに適している。したがって、数字を扱うことが多いビジネス文書は、通常は横書きで書かれる。

また、現代では、多くの文章がパソコンやスマートフォンで書かれ、インターネットを通してやりとりされるが、その場合、文章は横書きで書かれ、横書きで表示されることがほとんどである。

漢数字で金額などを表すときに、法的な文書や証書などでは、漢数字の「一・二・三」などの代わりに「壱・弐・参」のような「大字（だいじ）」が使われることがある。大字を使うのは、他の数字に書き換えにくくするためである。

縦書きでの数字の書き表し方

人数
一億二千六百万人　一億二六〇〇万人

金額
一万七千五百円　一万七五〇〇円

年号・日付
令和六年十一月二十三日
令和六年一一月二三日

西暦・日付
二〇二四年十一月二十三日
二〇二四年一一月二三日
（×「二千二十四年」としない）

時刻
十二時二十五分　一二時二五分
午前零時（×「午前〇時」としない）

概数（単位語を使う）
十数人　数千人　百数十メートル

小数点（中黒）
四二・一九五キロメートル　三・一四

縦書きで算用数字を用いる場合
1億2600万人
2024年11月23日

横書きでの数字の書き表し方

人数・金額
1億2600万人　126,000,000人
1万7500円　17,500円

年号・西暦・日付
令和6年11月23日　2024年11月23日

時刻
12時25分　午前0時

小数点（ピリオド）
42.195km　3.14

概数（漢数字・単位語を使う）
十数人　数千人　百数十メートル

算用数字を使えない場合

固有名詞
四日市　四万十川　九十九里浜
三十三間堂　直木三十五

漢数字の表記が定着している語
三角形　三塁打　四球　四半期
第三セクター　四十九日の法要

熟語・ことわざ・慣用句
一般的　二度と……ない　第三者
一日千秋　三日坊主　十人十色
人の噂も七十五日

算用数字・漢数字のどちらも使える場合
第1次産業／第一次産業
1級建築士／一級建築士
1つ・2つ／一つ・二つ／ひとつ・ふたつ

▽手書きとキーボード入力などの違い

長い文章を書くときは、**パソコン**を使うことが多い。その場合、通常は**キーボード入力**を用いることになる。短いメールなどは、**スマートフォン**を使って書くこともある。スマートフォンの入力方式は、現在は**フリック入力**が主流になっているが、トグル入力、フルキー入力、音声入力などもある。一方、現代でも、簡単な書類などを**手書き**で書く機会は意外に多い。

手書きとキーボード入力、その他の文字入力の方式には、それぞれの特徴があり、**注意すべきポイントも少しずつ異なる**。ここからは、手書きとキーボード入力（タイピング）の違いについて説明する。

▽手書きのメリットと注意点

手書きで文字を書くことは、筆記用具と紙さえあれば、いつでも、どこでもできる。パソコンやスマートフォンのような電子機器を必要としないので、それらの機器を使うのが苦手な人にとっては、手書きのほうが手軽で便利な手段である。

手書きの字には、印刷された文字や、電子機器のディスプレイに表示された文字からは感じられない温かみもある。書く人それぞれの個性が表われることも、手書きの字の面白いところである。しかし、それは、字の上手な人とそうでない人の差がはっきり表われてしまうということでもある。きれいな字が書けるならばそれに越したことはないが、誰かに読んでもらうための文章を手書きで書く場合は、上手でなくてもよいので、**読みやすい字を書く**よう心がけることが最低限のマナーである。

手書きで文章を書くときは、**誤字に気をつける**ことも重要である。誤字が目立つ文章は、それだけでどこか頼りない印象を与えてしまう。

手書きの文字が乱れていると、最悪の場合、文字が判読できなくなってしまう。特に、漢数字などは、雑に書かれていると、「七」なのか「十」なのかわからないようなケースが多くなるので注意しよう。

▽キーボード入力のメリットと注意点

パソコンを使って、キーボード入力（タイピング）により文章を書くことには、次のような利点がある。

・慣れると、手書きよりも速く書ける。
・上書き、コピー、貼り付けなどの機能を使って、文章の修正が簡単にできる。
・メールに添付して送るなどの方法で、遠くにいる人とも瞬時に情報を共有できる。
・情報の検索が簡単にできる。

このように多くのメリットがあることから、特にビジネスの現場では、パソコンを使って文書を作成し、情報のやりとりをするのが普通である。

一方、キーボード入力では、手書きでは考えられないような間違いが生じることがある。その代表例が、**誤変換**と**ミスタイプ**である。日本語には、同音異義語や同訓異字がとても多いので、タイピングで漢字を入力する場合、複数の変換候補が示されることがほとんどである。その際に、意図したものと異なる漢字を選択してしまうミスが誤変換、タイピングの際に誤ったキーを押してしまったためにおかしな文が現れるのがタイプミスである。**キーボード入力に慣れて、書くスピードが速くなってくると、誤変換やミスタイプを見過ごしやすい**ので注意する必要がある。

誤変換やミスタイプの例

○ 文章の構成を考える。
× 文章の公正を考える。（誤変換の例）
× 文章濃厚瀬を考える。（ミスタイプの例）

キーボード入力では、かなやローマ字で単語や文を入力すると、自動的に変換候補が表示されるので、書きたい漢字を正確に覚えていなくても書くことができる。そのことは、キーボード入力のメリットともいえるが、紛らわしい変換候補があると、選択を間違えて誤変換してしまうおそれもある。

上書きやコピー・貼り付けが簡単にできることも、キーボード入力の利点であるが、誤った位置に上書きや貼り付けをしてしまった結果、文章がおかしくなるのも、よくありがちなミスである。

ワーク

文章を書く　レッスン❶

辞書のような説明文を書こう

何か一つの名詞を選んで、そのものについて説明する短い文を書いてみよう。たとえば、選んだ名詞が「**自転車**」なら、こんな具合である。

例
乗った人がペダルを踏むと前進する二輪の乗り物。

この文を見て、何かに似ていることに気づいただろうか。そう、この文は、国語辞典で「自転車」の項を引くと載っている説明文のようなものである。この例のように、そのものについて辞書のように簡潔に説明する文を書くことが目標だ。説明文が二つ以上の文になってもよいが、だらだらと説明が長くなりすぎないように、**長くても百字以内で書く**ことを目指そう。もう一つ例を挙げておく。

例
「**バレーボール**」の説明
コートの中央に張られたネットをはさんで、両側に分かれて対戦する球技。ボールを自陣のコートに落とさないようにして、手を使って敵陣のコートに打ち返す。一チーム六人または九人で行う。

二人一組になって、それぞれ名詞を一つずつ選んで交換し、お互いに相手が選んだ名詞の説明を書いてもよい。

説明文を書くのに慣れてきたら、三人以上のグループを組んで、次のようなやり方をしてもよい。

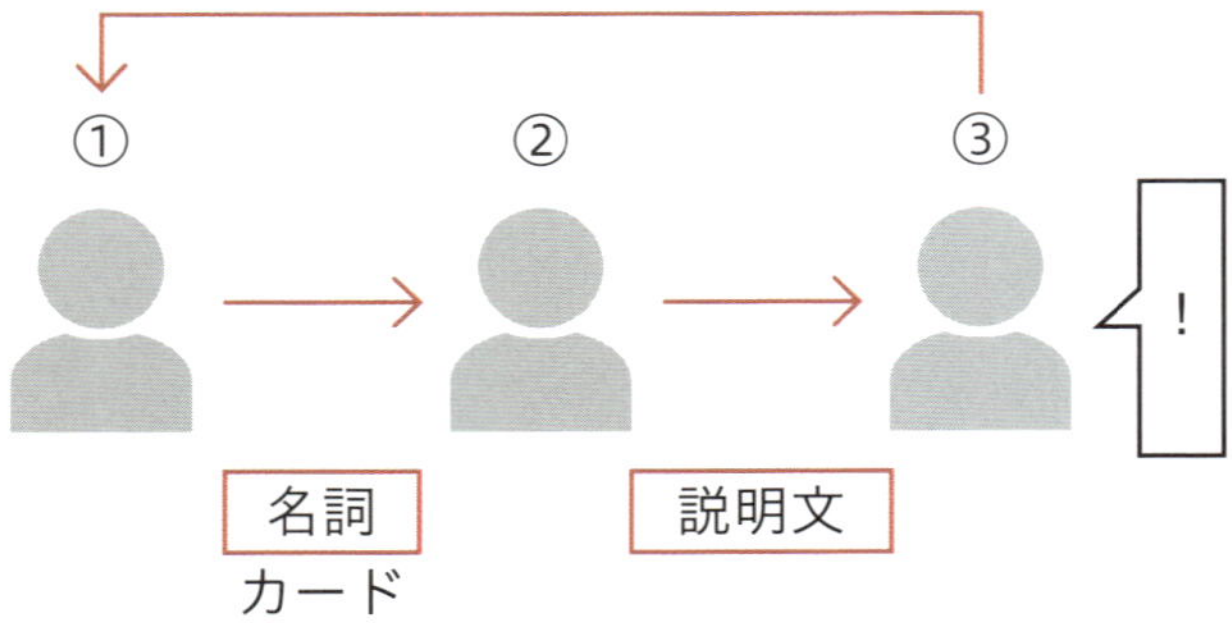

①各自、思い浮かんだ名詞をカードに書いて、右隣の人に渡す（他の人には見せない）。
②右隣の人は、カードに書かれた言葉の説明文を書いて、右隣の人に渡す。
③説明文を渡された人は、元のカードに書かれていた言葉を当てる。

全員が輪になって、同時に同じことを行う（3人なら、3枚のカードが同時に左回りに回される）。

文章を書く

レッスン❷

好きなテーマで書こう

次の中から、好きなテーマを選んで文章を書いてみよう。あまり長くなりすぎないように、四百字程度を目安に書こう。

テーマ❶　私の好きな○○○

「○○○」に入れるものは、スポーツ、映画、本、漫画、漫画家、アニメ、タレント、俳優、歌手、楽曲、そのほか何でもよい。ただし、**だれかに読んでもらうための文章であることを意識すること**。○○○についてあまりよく知らない人にも、○○○の魅力がよく伝わるような文章を目指そう。

だれでも知っていることについて書くときは一から説明しなくてもよいが、あまり知られていないものや人について書く場合は「○○○とは何か」という説明も必要だ。

テーマ❷　私が大事にしているもの

長い間大事にしているものについて書いてみよう。服でも、何かの道具でも、大切にしまってある宝物でも、そのほか何でもよい。自分にとってなぜそれが大事なのかという理由も書く。

テーマ❸　心に残っている言葉

だれかに言われたことや、本に書いてあったこと、有名なスポーツ選手が語ったことなど、これまでに見聞きしたさまざまな言葉の中から、とくに印象に残っている言葉について書こう。言葉の裏にどんな奥深い意味が隠されているのか、その言葉は自分にどんな影響を与えたのか、考えながら書いてみよう。

テーマ❹　得意料理のレシピ

これだけは上手に作れる自信があるという自慢の料理がある人は、その料理のレシピを書いてみよう。もちろん、その料理を誰でも作れるように書くことが目標だ。

テーマ❺　最近一番笑ったこと

最近見聞きしたり、経験したりしたことの中で、一番面白かったことについて書こう。面白さを文章で伝えるのは意外に難しいので、これは高度なテーマかもしれない。

文章を書く

レッスン3

文章で地域をPRしよう

自分が今住んでいる所、生まれ育った所、これから行ってみたい所、何度も訪れた好きな場所、そのほか、さまざまな場所の中から**一つの県や市町村を選んで、その地域を紹介する**文章を書いてみよう。その地域のことをまだよく知らない人に、**その土地のよいところをPRする**つもりで書こう。

アプローチの仕方はいろいろある。たとえば、その地域が日本のどのあたりに位置し、地形や気候にはどんな特徴があるか、というあたりから書き起こして、観光名所や景勝地、名物、特産品などを次々に挙げていくのが一つの方法だ。写真やイラストをまじえて、パソコンのワープロソフトでレイアウトすれば、**旅行雑誌の記事や、観光パンフレットのような紙面を作る**こともできる。

また、地域を代表する史跡や文化財、天然記念物など、**対象を一つに絞って深く掘り下げる**方法もある。ご当地グルメの紹介なども、楽しい題材になりそうだ。

文章を書く

レッスン4

メールを書く練習をしよう

社会人になると、パソコンでメールのやりとりをする機会が増える。プライベートでは、スマートフォンのメールや通信アプリを使うことが多いが、仕事では、主にパソコンのメールが使われる。将来に備えて、メールの書き方を練習しておこう。

次ページに、ビジネスメールの文例とともに、メールを送る際の注意事項をまとめてある。これを参考にしながら、メールを書く練習をしよう。**どんな相手に、どのような用件でメールを送るのか、具体的な場面を想定して書く**とよい。

たとえば、次のような状況が考えられる。

- ある仕事の件で、取引先の会社の担当者と会って打ち合わせをする必要があり、日時や場所などを相談したい。
- 約束した打ち合わせの日時を変更したい。
- 注文した品物の個数を変更したい。変更しても納期に間に合うかどうかも確認する。

宛先のメールアドレス。連絡先を登録しておけば、いちいちアドレスを入力する必要はない。

送信ボタンを押すと、直ちにメールが送信される。一度送ったメールは取り消せないので、誤字や誤変換はないか、文面は適切か、宛先を間違えていないかなどをよく確認しよう。

CC：宛先以外の人にもメールの内容を伝えておきたいときに、ここにアドレスを入力する。CCに入力した人の名前とメールアドレスは、宛先とCCで送った人全員にわかってしまうので注意。

BCC：目的はCCと同じだが、BCCで送った人の名前とメールアドレスは、他の人からは見えない。プライバシーを守りたい場合に使用する。

送信

宛先 田中○子<tanakamaruko@*****.co.jp>

CC

BCC

件名 打ち合わせのご相談

添付

どんな用件のメールなのか、相手にすぐにわかるように簡潔に記す。

添付ファイルとして、文書や画像などを送ることができる。送る側にも、受け取る側にもファイル容量の制限があるので注意する。

宛名は、組織名・部署・氏名の順に。個人に送る場合は氏名のみ。

XXX株式会社 開発部
田中○子様

いつもお世話になっております。
株式会社YYYの鈴木花子です。

このたびは、お仕事のご依頼をいただき、誠にありがとうございます。
つきましては、近日中に一度、御社におうかがいして打ち合わせをしたいのですが、ご都合はいかがでしょうか。

お時間は1時間ほど頂戴できればと存じます。
誠に勝手なお願いで恐縮ですが、もし可能であれば、○月○日から△日の間で、ご都合のよろしい日時を指定していただけると幸いです。

ご検討の程よろしくお願いいたします。

＝＝＝＝＝＝＝＝＝＝＝＝＝＝
株式会社YYY 営業部
鈴木花子
hsuzuki@*****.co.jp
＝＝＝＝＝＝＝＝＝＝＝＝＝＝

ビジネスメールでは、最初に「いつもお世話になっております」のような定型文を入れる慣習がある。「平素より大変お世話になっております」とすれば、より丁寧になる。自分の名前を名乗ることも忘れずに。

本文は「です」「ます」の敬体を使い、相手に対しては敬語を用いる。メールの文面は、あまりくどくどと長くならないように、用件を簡潔に記す。ただし、相手に対して失礼な感じにならないように、丁寧な表現を心掛ける。最後は「よろしくお願いいたします」のような挨拶で締める。

相手の会社は「御社」または「貴社」、自分の会社は「弊社」と書く。病院の場合は、相手側なら「貴院」、自分側は「当院」とする。

最後に、自分の名前・所属・メールアドレスなどを記した署名を入れる。この例のように、上下を「＝＝＝」「＊＊＊」などで仕切ると、他の部分とはっきり区別でき、見やすくなる。ただし、署名欄の横幅は、長くても15字程度に収めるようにする。

文章は一つの文ごとに改行し、ときどき1行空けるなどして、なるべく画面の白い部分を多くしたほうが読みやすくなる。

※ パソコンから送られたメールをスマートフォンで読む人もいるが、スマートフォンの画面は小さいので、横幅いっぱいで15～20字程度までしか表示されない。そのような表示でも読みにくくならないように配慮する必要がある。

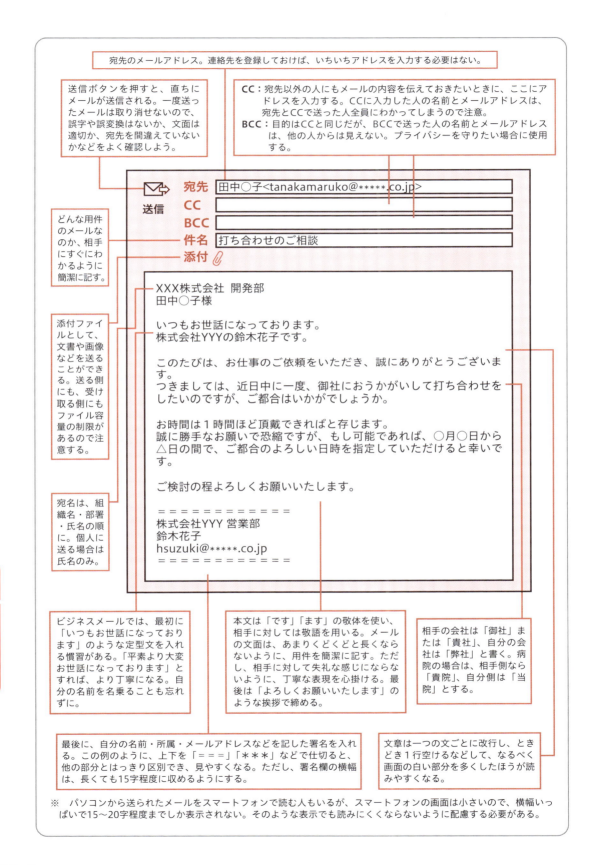

文章を書く

レッスン⑤

取扱説明書を書こう

身近な道具類や、電化製品などの取扱説明書を書いてみよう。取扱説明書の目的は、その道具や製品を、**誰でも、正しい方法で、安全に使えるようにする**ことだ。しかし、ここでの目的は、あくまで**わかりやすい文章を書く練習をする**ことなので、あまり細かい内容や、器具の特殊な機能にまで深入りせずに、基本的な使い方に絞って書こう。

たとえば、鉛筆や消しゴムのように、ほとんどの人がすでに使い方を知っているものの取扱説明書を書いてもかまわない。ただし、その場合も、**説明書を読む人は、そのものの使い方をよく知らないと想定して書く**ようにする。

取扱説明書を書くときは、次のことに注意する必要がある。

- 使い方の手順を示すときは、一度にたくさんのことを説明しようとせずに、**一つずつ順を追って説明する**（そのためには、一つ一つの文をなるべく短くする）。
- 文章だけでなく、**図やイラストをまじえて**わかりやすくする。
- 使用する際の**注意事項**を記載する。

鉛筆の使用方法

①鉛筆を削って芯をとがらせる。

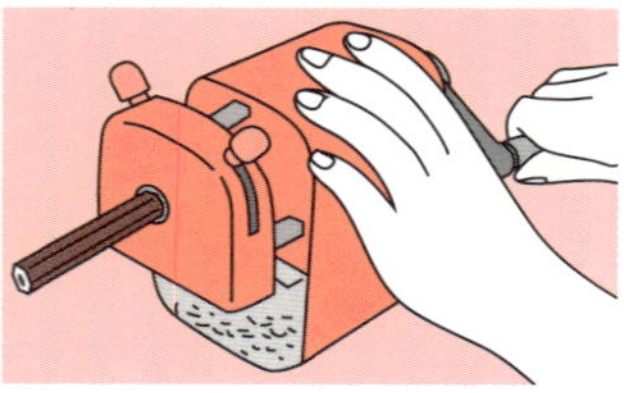

②親指・人差し指・中指の３本の指で鉛筆を持って書く。

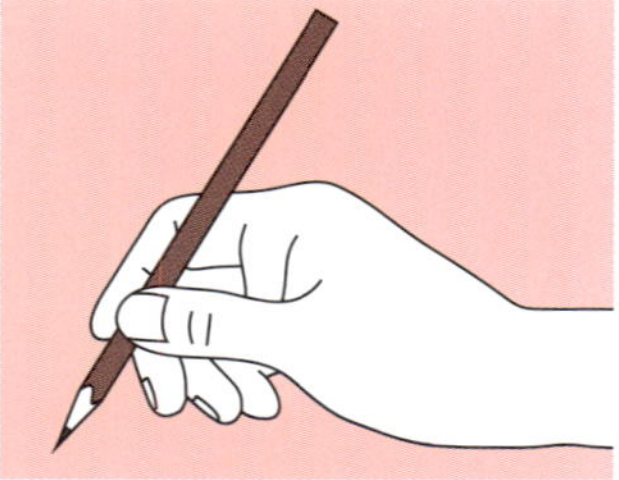

注意点

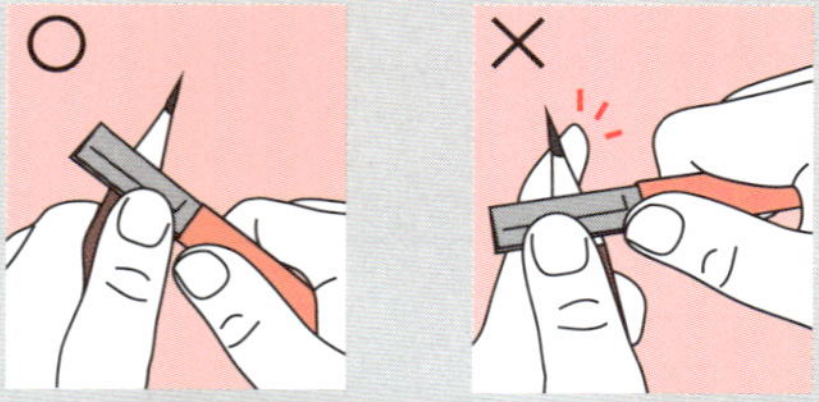

ナイフで鉛筆を削るときは、刃の向きに手を置かないように注意！

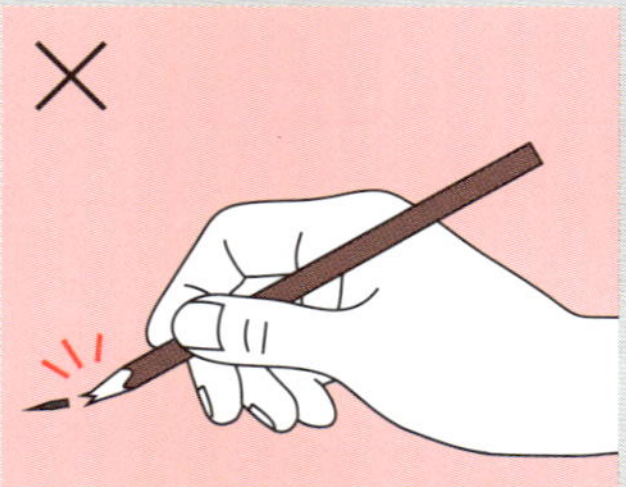

鉛筆を寝かせすぎると書きにくく、芯が折れやすい。

第6章

話して伝える・聞く

この章のテーマは、話すことと、聞くことである。どちらも、毎日当たり前のように行っていることだが、話し言葉によるコミュニケーションとはどういうものなのか、改めて考えてみると、多くの発見があるはずだ。章末のワークは、話して伝えること、話し合って何かを決めることの練習になる。ぜひ取り組んでみよう。

話して伝えるコミュニケーション

▽会話はコミュニケーションの基本

コミュニケーションとは、人と人とが、**意思・感情・思考・情報などを互いに伝え合う**ことをいう。コミュニケーションの目的は、**自分が伝えたことを相手に理解してもらう**こと、そして、**相手から伝えられたことを理解する**ことである。つまり、コミュニケーションとは、**互いにわかり合う**ためのものである。

コミュニケーションの手段として用いられるのは言葉である。その中でも、**話し言葉**は、毎日の生活に欠かすことのできない、最も基本的なコミュニケーションの手段といえる。

話し言葉によるコミュニケーションには、**一対一の会話**だけでなく、**数人での会話**、会議のような**多人数での対話**など、さまざまな場面が存在する。学校の授業や講演会のように、**一人の人が大勢の人に向かって話をする**こともある。

話し言葉によるコミュニケーションでは、**当事者どうしが同時に、同じ場所にいる**ことがほとんどであるが、電話を使えば、遠くにいる人とも会話ができる。また、インターネットを介したビデオ通話により、相手の顔を見ながら話すこともできる。ＷＥＢ会議ツールを利用すれば、それぞれ別の場所にいる多人数でのビデオ通話もできる。

このように、話し言葉によるコミュニケーションにはさまざまな形式や手段があり、それらを状況に応じて使い分けることによって、仕事や日常生活を円滑に営むことが可能になっている。

普段はあまり意識することはないけれども、誰もがそのように、その場の状況に応じて、話し言葉によるさまざまなコミュニケーションの形を使い分けているのである。

英語のcommunicationには、伝達、通信、連絡、伝言、報道、意思の疎通、心の通じ合いなどの意味がある。さらに、commu-nicationsという複数形の形で、通信手段、報道機関、交通網などを表すこともある。

近年は、多くの企業や組織が、従業員に求める資質として「コミュニケーション能力」を重視している。「コミュ力」と略されることもある。

話し言葉によるコミュニケーションのさまざまな形

数人での会話
誰かが話している間は、他の人はそれを聞いている。それを受けて他の誰かが話しだす。その繰り返し。

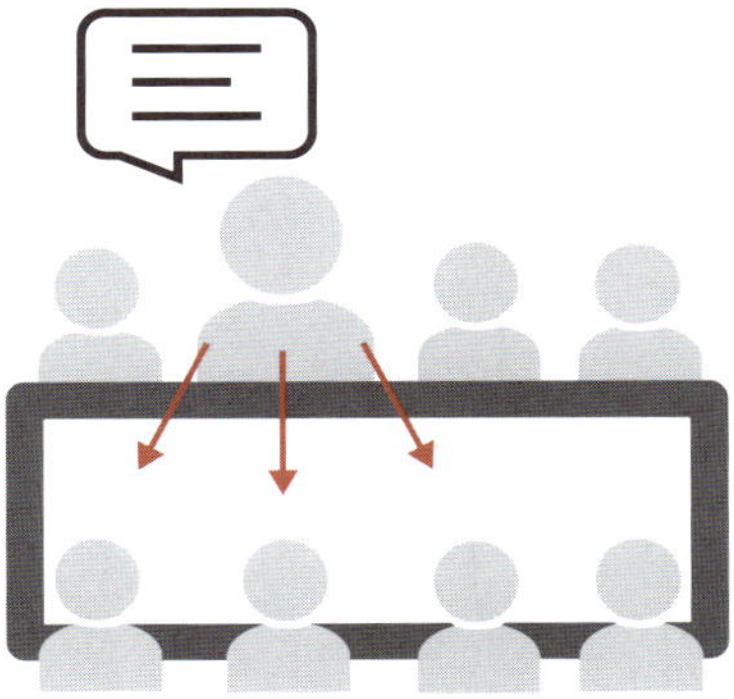

会議
誰かが発言している間、他の人はそれを聞いている。発言が終わると、他の人はそれに賛成したり、反論したりする。誰かが進行役になって、次の発言を促す。

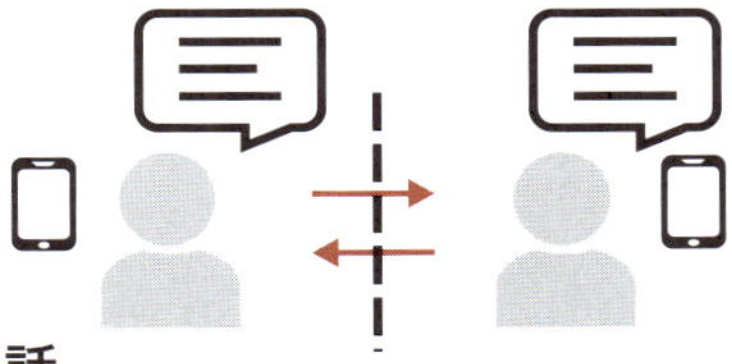

電話
遠くにいる人と、一人ずつ交互に話す。お互いの姿は見えない。

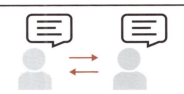

一対一の会話
一人ずつ交互に話す。

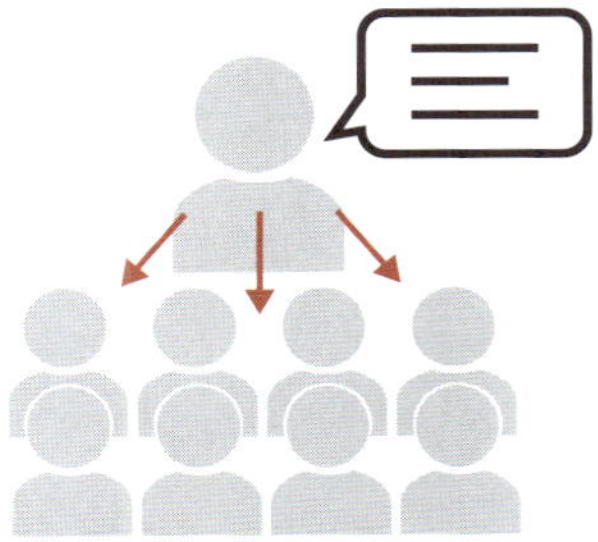

授業・講義・講演会など
一人の人が、多くの人たちに向けて話す。質疑応答の機会が設けられることもある。

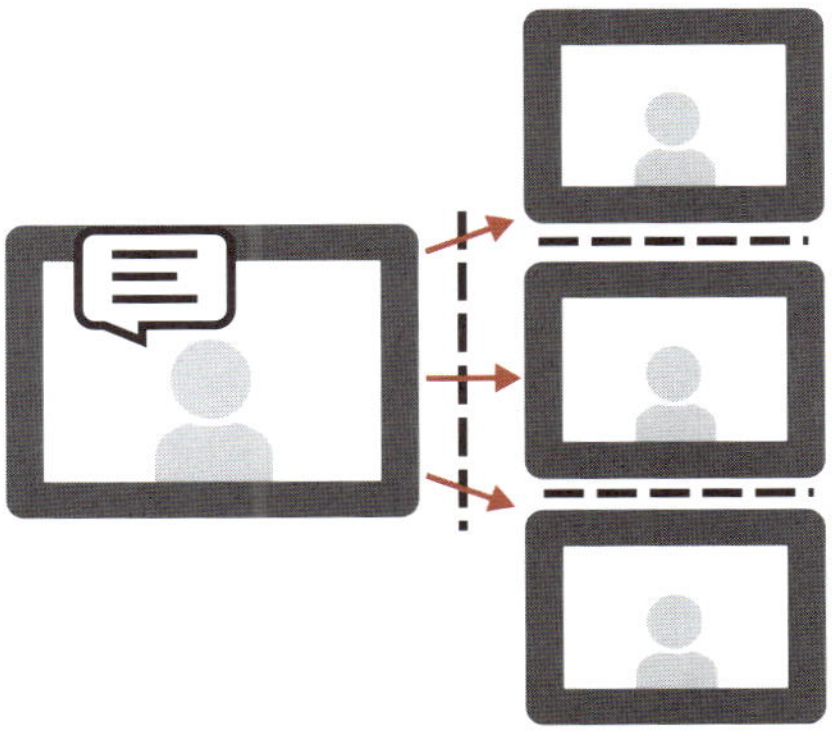

ビデオ通話・リモート会議など
それぞれ離れた場所にいる人たちと、お互いの顔を見ながら会話できる。二人から十数人まで参加できる。

▽話し言葉と書き言葉の違い

現代の日本語では、話し言葉と書き言葉の語彙に基本的な違いはなく、**話すときも書くときも、ほとんど同じ言葉が使われている**。たとえば、「私は看護を学んでいます」と口で言うこともできるし、同じように文章で書くこともできる。そのどちらでも、きちんと同じ意味が伝わる。

ただし、実際に言葉を選ぶときには、同じことを表すのにも、**話し言葉では、親しみやすいくだけた表現が選ばれやすく、書き言葉では、かしこまった硬い表現が選ばれやすい**という傾向がある。しかし、そのような違いが表れるのは、単に、話し言葉はどちらかというとくだけた場面で使われることが多く、書き言葉は改まった場面で使われることが多いという理由にすぎないともいえる。話し言葉でも、改まった場面で話すときは、かしこまった硬い表現を用いるほうがふさわしいのである。

▽音で伝える話し言葉、文字で伝える書き言葉

それでは、話し言葉と書き言葉の決定的な違いはどこにあるのだろうか。それは、**話し言葉は音声によって伝えられ、書き言葉は文字によって伝えられる**ということである。

音声によって言葉を伝えるためには、伝えたい相手がそれを聞くことができる所にいなければならない。したがって、話し言葉によるコミュニケーションでは、原則として、**当事者どうしが同時に、同じ場所にいる**ことが必要になる。電話やビデオ通話のような例外もあるが、それらも「同時に」という条件は満たしている。つまり、話し言葉は、ほとんどの場合、**リアルタイム**のコミュニケーション手段である。これに対して、書き言葉は、

プラスα

◉口語体と文語体

かつての日本では、文章を書くときには、話し言葉とまったく異なる「文語体」という文体が用いられていた。その文体とは、簡単にいうと、現在「古文」と呼ばれているもので、文末に、「なり」「たり」「けり」「ぬ」などの助動詞がよく使われるのが特徴である。

明治時代の半ば頃から、その頃活躍した小説家などが、できるだけ話し言葉に近い文体で文章を書こうとするようになった(このような動きを、言文一致運動という)。

そして、大正時代の末頃には、ほとんどの文章が、話し言葉に近い「口語体」で書かれるようになった。

書かれた時点と読まれる時点に時間差があることが普通である。

当事者どうしが同時に、同じ場所にいるということは、**対話ができる**ということである。誰かが言ったことの意味がよくわからなければ、その場で**質問する**こともできる。また、話している人も、**相手がどのような反応を示しているか、確かめながら話す**ことができる。

▽会話に含まれるたくさんの情報

音声で伝えられる話し言葉は、単に言葉の意味を伝えるだけでなく、もっと多くの情報を含んでいる。それは、**音の高低や強弱、声の調子**などである。**まったく同じ言葉でも、どの部分を強調し、どんな調子で言うかによって、伝わり方が大きく変わる。**

たとえば、「父は大阪で飲食店を経営しています」と言う場合でも、次のように何通りもの言い方ができる。

強調の例

①「**父**」を強調して言う。
②「**大阪**」を強調して言う。
③「**飲食店**」を強調して言う。
④どこも強調しないで言う。

①の言い方をするのは、たとえば、それまで母のことを話していたけれど、そこから父の話題に移る場合である。②の言い方は、東京でも名古屋でも札幌でもなく「大阪」だということ、つまり、場所に関する情報を強調して伝えようとしている。同様に、③は、「飲食店」という、父の職業に関する情報を強調した言い方である。どの情報を重視した

プラスα

◉話し言葉に近い書き言葉

現在は、書き言葉でも、話し言葉と同じように同時に会話できる手段もある。インターネットを利用したチャットなどのサービスがそれである。

このようなサービスを通じたコミュニケーションは、話し言葉による会話にかなり近い性質をもつものといえる。ただし、相手の顔や姿が見えないこと、相手が今どこにいるのか(聞かない限り)わからないことなどの違いがある。

いという意図が特にない場合は、④の言い方になるであろう。
もう一つの例を挙げる。誰かが何かで失敗したときに、「残念だったね」と声を掛けるとしよう。その言葉を、本当に自分も残念に思っているという気持ちを込めて優しい調子で言えば、その気持ちが伝わって、相手は共感してもらえたことをうれしく思うかもしれない。それでは、「残念だったねー」と語尾を伸ばしながら、からかうような調子で明るく言った場合はどうだろう。相手は怒りだすかもしれない。しかし、親しい友達どうしなら、わざとそんなふざけた言い方をして励まそうとすることもあるかもしれない。
このように、話し言葉では、**言葉の文字どおりの意味だけでなく、その言葉にこめられた話し手の気持ちや意図を伝えることができる**。また、特に意識していなくても、声の調子や微妙な言い方の違いによって、話し手の気持ちが伝わってしまうこともある。何となく言った言葉が、本来の意図とは異なる意味に誤解されてしまうことさえある。

▽表情やジェスチャーで伝える

話し言葉によるコミュニケーションでは、原則として、当事者どうしが同時に、同じ場所にいるので、音声で伝えられる言葉のほかに、話している相手の表情や、身振り手振りなども目にすることになる。したがって、**表情やジェスチャーも、言いたいことを伝えるための手段になる**。
たとえば、物の大きさを伝えたいときに、両手でその物を持つようなジェスチャーをすれば、どれくらいの大きさなのか、一瞬で理解できる。このように、**表情やジェスチャーによって、言葉で伝えたい内容を補足する**ことができる。

プラスα

◉アクセント・イントネーション・プロミネンス

アクセントとは、ある単語を発音するときに、その言葉の中のある部分を強く発音したり、高く発音したりすることをいう。日本語では、音の高低でアクセントを付ける。アクセントの位置は、基本的に単語ごとにきまっている。たとえば、共通語では、「海」は「う」、「川」は「わ」にアクセントが置かれる。

イントネーションとは、文全体や文節単位での音の変化をいう。尻上がりのイントネーションで疑問の意味を表すのがその例である。

プロミネンスとは、前ページの①～③の例のように、文の中の特定の要素を強調することをいう。

▽話し言葉はすぐに消えてしまう

文字で書かれた文章は、すぐに理解できなくても何度も読み直すことができるし、わからない言葉があれば、辞書で調べることもできる。しかし、音声で伝えられる話し言葉は、録音でもしない限り、すぐに消えてなくなってしまう。相手が言ったことをうっかり**聞き逃し**てしまうこともあるし、**聞き間違い**による誤解も生じやすい。

ビジネスの契約などの重要な取り決めを行う場合に、書面による約束が取り交わされるのは、口約束だと、後で「言った、言わない」のもめ事が起こりやすいからである。このように、**記録に残りにくい**ことも、話し言葉の特徴の一つといえる。

●話し言葉と書き言葉の違い

	話し言葉	書き言葉
伝える手段	音声で伝える	文字で伝える
伝わるまでの時間	同時	通常は時間差がある
場所	通常は同じ場所にいる	場所は問わない
情報量	言葉そのものの意味のほかに、音の高低・強弱・声の調子・表情・ジェスチャーなどで話し手の意図を伝えられる。	表面的には、文字で書かれた言葉の意味だけが伝わる。
場面の状況や表現の傾向	くだけた場面で使われ、親しみやすい表現が用いられることが比較的多い。	改まった場面で用いられ、硬い表現が使われることが比較的多い。
記録性・再現性	録音しない場合はその場限り	何度も読み返せる

プラスα

◉ノンバーバル・コミュニケーションとは

言語によるコミュニケーションをバーバル・コミュニケーションというのに対し、表情やしぐさなど、言葉以外の要素によるコミュニケーションを、ノンバーバル・コミュニケーション（または非言語コミュニケーション）という。

ノンバーバル・コミュニケーションには、声の調子や話す速さ、目の動き、身なりや服装、姿勢、相手との距離などの要素も含まれる。

会話においてノンバーバル・コミュニケーションが果たす役割は、言葉と同等もしくはそれ以上に大きいといわれている。

話すときに気をつけること

▽話す速さ・声の大きさ・聞き取りやすさに注意する

話し言葉によるコミュニケーションでは、**相手が聞きやすいように話す**ことを心掛けるべきである。そこで、まず気をつけなければならないことは、**話す速さ**と**声の大きさ**である。特に、普段から早口で話す癖がついている人は、重要なことを伝えたいときには、意識してゆっくり話すようにするとよい。もちろん、話すスピードが遅ければ遅いほどよいのではない。**十分に聞き取れる速さ**で、しかも、間延びしないように**ある程度テンポよく**話すのが理想的である。

話し声が小さすぎるとはっきり聞き取れないので、伝えたい内容が聞き逃されてしまうおそれがある。特に、**多くの人に向かって話すときは、一番遠くにいる人にもはっきり聞き取れるように、普段よりも少し大きな声で話す**ことを意識する必要がある。かといって、うるさく感じられるほど声が大きいのも考えものである。

話すスピードや声の大きさと同じくらい大切なのは、言葉の**一つ一つの音をはっきりと発音する**ことである。単語の一部や語尾の発音があいまいになってしまうことはよくあるが、聞き取りにくかったり、他の言葉と聞き間違えられたりすることが多くなるので注意したい。

対面によるコミュニケーションでは、相手の反応を見ながら話すことができるので、自分の**話すスピードに相手が付いてこられているかどうか、声はきちんと届いているか、言葉は聞き取れているか**、様子をうかがって確認しながら話を進めていくとよい。

プラスα

◉滑舌《かつぜつ》をよくする

言葉をよどみなく、滑らかに発音できることを「滑舌がよい」という。話すときに何度も聞き返されてしまうことがよくある人は、自分はどうも滑舌が悪いようだと自覚しているかもしれない。

滑舌は、訓練によってある程度までは改善できるので、取り組んでみよう。トレーニングの方法はいろいろとあるが、154ページのレッスン①にも取り上げた、母音だけで話す練習もその一つである。これは、母音発声法といい、演劇の俳優や声優もよく取り入れている方法である。

▽わかりやすく話すための工夫

言葉ははっきり聞き取れているのに、その人が何について話そうとしているのかわかりにくいことがある。たとえば、このような例である。

例

Aさん「今、台風が接近していて、明日にはこの付近に上陸するおそれがあります。台風が直撃する可能性が高くなったら、交通機関がストップするかもしれません。そうなると、学校に来られない人が多くなるし、授業が中止になるかもしれません。ですから、今のうちに対策を立てておいたほうがいいと思います。とりあえず、校庭に置いてある道具類が飛ばされないように片付けておきたいので、手伝ってくれませんか」

Aさんは、台風に備えて校庭にあるものを片付けておこうと呼び掛けているのだが、そのことは、話の最後にようやくでてくる。前半では、台風が接近するとどうなるかについて述べているが、その間は、聞いている人たちはAさんが本当は何を伝えたいのかわからないのである。

では、次のように言ってみたらどうだろう。

例

Aさん「台風に備えて、校庭に置いてある道具類を片付けておきませんか。手伝える人はお願いします。明日には台風が上陸して、交通機関がストップして授業も中止になるかもしれないので、今のうちにやっておいたほうがいいと思います」

こちらのほうが、Aさんが言いたいことが伝わりやすいのではないだろうか。

プラスα

◉アナウンサーに学ぶ

話し方の練習をしたい人にとって、よいお手本になるのが、テレビのアナウンサーである。アナウンサーは、話す速さ、声の大きさ、発音のしかたなど、あらゆる面で訓練を受けている話し方のプロだからだ。特に、ニュースを読むアナウンサーの話し方を、よく注意しながら聞いてみるとよい。ただ聞くだけでも、大いに参考になるはずである。

最初の例と後の例を比べると、次のような点が改善されていることがわかる。

・**要点（結論）を最初に言う**

最初の例では、Aさんが一番言いたいこと（校庭を片付ける）は最後に述べられ、その前に、その理由が説明されている。後の例では、この順序を逆にして、**結論を先に、理由は後から**述べている。要点をしっかり伝えるためには、こちらのほうがわかりやすい。

・**情報を詰め込みすぎない**

最初の例では、台風が上陸するとどうなるかという「理由」の部分が長々と述べられているが、一番大事なのは「理由」ではなく、校庭を片付けたほうがよいという（Aさんの）「結論」である。このように、肝心の部分以外に**情報を詰め込みすぎると、伝えたいことの焦点がぼやけてしまう**ので、後の例のように簡潔にまとめたほうがよい。

▽同音異義語に注意する

日本語には同音異義語が多く、**同音でアクセントも同じ**単語もたくさんある。そのような単語は、その言葉だけを**耳で聞いても区別することができない**。前後の話の流れで理解できることも多いが、そうでない場合は、他の言葉に言い換えるなどの配慮が必要になる。

同音でアクセントも同じ二字熟語の例

移動・異動・異同　関心・感心・歓心　気管・帰還・季刊　期間・機関・器官
交渉・高尚・厚相・口承・公称・公傷・考証・校章・鉱床
気候・機構・紀行・寄稿・起工・寄港・寄稿・帰港・奇行

◉ナンバリング

伝えたいことがらがいくつかあるときによく使われるのが、「ナンバリング」というテクニックである。

「〜したほうがよいと考える理由は二つあります。一つ目は……」

このように、これから二つのことを言いますと、あらかじめ宣言しておくのである。もちろん、数は三つでもかまわない。

このように宣言しておけば、一つ目の理由を言い終わった後も、聞いている側は「二つ目は何だろう」と注目しながら聞いてくれるはずである。逆に、宣言しないまま話し続けた場合は、「この話は長いな。いつまで続くんだろう」と思われてしまうかもしれない。

▽相手に伝わる言葉を使う

話し言葉で何かを伝えるためには、相手にうまく伝わる言葉を使う必要がある。言い換えると、**相手に伝わりにくい言葉を使うことは避ける**ようにしなければならない。

誰かの話を聞いているときに、わからない言葉が次々に出てきてとまどった経験はないだろうか。誰でも、自分が興味を持っていて、詳しく知っていることについて話すのは楽しいものだが、よく知っているからといって、**難しい専門用語**を何の説明もなしに並べられたら、その分野のことをあまりよく知らない相手は困惑するに違いない。共通の趣味を持つ**仲間うちだけで通用する言葉**を、そのグループに属していない人に対して使うのも考えものである。どうしてもその言葉を使いたいなら、その意味をきちんと説明する必要がある。中学生や高校生だけが使うような**流行語**を大人に対して使ったり、改まった場で使ったりするのもよくない。

このような言葉遣いに対して、自分が聞く側の立場にいるときは違和感を覚える人でも、いざ自分が話すときになると、無意識のうちにそんな言葉を使ってしまうことがあるので注意しよう。

▽話し方の癖に注意する

話し方には、人それぞれ特徴がある。それは、その人の個性ととらえることもできる。もちろん、誰もが判で押したように同じ話し方をする必要はない。しかし、あまりにも癖の強い話し方をされると、その癖ばかりが気になって、話の内容がなかなか頭に入ってこないこともある。特に気になるのは、次のような癖である。

特定の職業や業界などの仲間うちだけで通用する言葉を、隠語という。隠語は、原則として部外者に対して使うべきではない。

話し言葉でよくありがちなことの一つが、「あれ」「それ」のような指示語が多くなることである。「あれ」や「それ」が何をさしているのかが、その場にいる人全員にとって明らかな場合は問題ないが、そうでない場合に指示語を連発されると、聞いている人は置いてけぼりになってしまう。

話し方の癖の例

・「私はー、○○がー」のように、語尾を長く伸ばす。
・普通の会話でも、常に質問するときのように語尾が上がる。
・語気が強く、常に詰問するような威圧的な言い方になる。
・語尾が消え入るように尻すぼみになる。
・話の途中に「えーと」「あのー」のような場つなぎの言葉が頻繁に入る。
・「～とか」「～みたいな」「なんか～」のような口癖が頻繁に入る。

このような癖がついてしまっている場合、それを一度に直すことは難しい。自分の話し方に好ましくない癖があることに気づいたり、誰かにそのことを指摘されたりしたら、なるべくそのことを意識して、できる範囲で少しずつ癖をなくすように努めたい。

▽人前で話すことに慣れる

大勢の人の前で話すことや、初対面の人と話すことが苦手だと感じている人は多い。気の合う友達とならいくらでもしゃべれるけれど、改まった場で、人前に立って話すとなると、急に何も言葉が出てこなくなってしまう人もいる。そのような苦手意識を克服する一番の方法は、場数を踏んで、人前で話すことに慣れることである。

話すことが苦手だと感じるのは、何か変なことを言って笑われたり、馬鹿にされたりするのが恥ずかしいという理由だったりする。しかし、どんなことにも共通して言えるのは、**失敗した経験からは多くのことを学べる**ということである。何度も失敗して恥ずかしい思いをしているうちに、いつの間にか、話し上手と言われる人になれるかもしれない。

プラスα

◉フィラーとは

「えーと」「あのー」のように、話の途中に場つなぎのために挟み込まれる意味のない言葉を、フィラーという。フィラーは、話し手が、まだ何か話したいと思っているけれども、すぐに言葉が出てこない場合などに発されることが多い。聞き手に対しては、まだ話の続きがありますよという合図にもなるので、フィラーは、まったく無意味というわけではない。とはいえ、あまり多すぎると耳障りになってしまう。

▽緊張せずに話すコツ

人前で話すときには、たいていの人が緊張するものだが、その緊張の程度が、人によって大きく異なるのも事実である。しかし、前にも述べたように、その緊張は、慣れによって和らげることができる。

人前で話すのが苦手だと感じている人は、次のことを心がけてみるとよい。

- できる限り、**話す内容をあらかじめ準備**しておく。
- **最初の一言をきめて、何度か練習**しておく。
- 人前で話す前に、**リラックスして話せる相手と会話**して、舌をなめらかにする。
- 人前で話す前に、深呼吸や準備体操をする。
- 自分は未熟なのだから。失敗するのが当たり前だと考える。
- 言葉の言い間違えなどの**失敗をしてもあわてずに**、落ち着いて言い直す。
- 完璧に話そうとしない。
- **早口にならないように**注意する。
- 話し終えた後で、**よかった点や反省点を挙げて自己採点**してみる。＊

発音や滑舌に苦手意識をもっている人は、154ページのレッスン①のような方法で発声練習を行うとよい。

＊自己採点のチェックポイント

- 話すスピードはちょうどよかったか。
- 声の大きさはちょうどよかったか。
- 聞き取りやすい発音ができていたか。
- 要点をうまくまとめて伝えることができたか。
- 話の中にむだな部分が多くなかったか。
- 話し方に変な癖はなかったか。
- 聞き手の反応はよかったか。

聞くことの大切さ

▽聞き上手になろう

話し言葉によるコミュニケーションは、**自分が話すこと**と、**相手の話を聞くこと**で成立する。一対一の会話なら、一人ずつ交互に話し、相手が話しているときは聞く側になる。多人数での対話なら、自分が話している時間よりも、聞く側に回っている時間のほうが長くなるだろう。

つまり、**話し言葉によるコミュニケーションのうち、半分もしくはそれ以上が「聞くこと」**なのである。そう考えると、話し方が上手くなるように工夫することと同じくらい、**聞くときの態度に注意を払う**ことが重要であることがわかる。

話を聞くときは受身の立場だから、ただ黙って聞いているよりほかなく、聞き方に上手も下手もない。そんなふうに思っていないだろうか。そのような考えが誤りであることは、自分が話す側になったときに、聞いている人の様子を観察していればよくわかる。せっかく自分が一生懸命に話しているのに、相手がよそ見をしたり、他のことに気を取られていたりしたら、話を続ける気すらなくなってしまうだろう。

聞き上手になるための第一歩は、**話をきちんと聞いているという態度を示す**ことである。そのためには、まず、**話している人に注目する**ことが大切なのは言うまでもない。一対一の会話ならば、相手の話に合わせて**あいづちをうったり、うなずいたりする**ことで、関心を持って聞いているという姿勢を示すことができる。そのような反応がまったくない場合と比べると、話す側もだいぶん話しやすくなるに違いない。

プラスα

◉「あいづち＝同意」ではない

あいづちを打つと相手の意見に同意していることになるので、意見に賛成できないときはあいづちを打つべきではないと考える人もいるかもしれない。しかし、それは考えすぎである。

あいづちを打つことは、あくまで、相手の話をきちんと聞いているという態度を示すものであって、必ずしも賛成の意味ではないと考えるべきである。

相手の意見に賛成できない場合は、話を最後まできちんと聞いたうえで反論すればよい。

▽相手の話を最後まで聞くこと

話すことが好きな人の中には、少しでも早く自分がしゃべりたいからか、相手が言い終わらないうちに、相手の言葉にかぶせるようにして話し始める人がいる。一度や二度ならともかく、いつもそのような調子だと、相手は不快に感じるに違いない。

何人かで討論しているときに、自分の意見を押し通したい気持ちが強すぎて、他の人の発言をさえぎってまで話そうとする人もいる。そのような態度は、マナーに反するだけでなく、さまざまな意見を出し合って議論を重ね、望ましい結論を導くという、話し合いの本来の目的にも反することになる。

一対一の会話でも、多人数での討論でも、**相手の話を最後まで聞き、自分の順番が回ってきてから話す**ことが基本である。

▽まず、相手の主張を受け入れる

他の人が話していることを聞いていて、どうもその意見には賛成できない、自分の考えとは違うと感じることもある。そんなときは、当然反論したくなるだろう。しかし、そのような場合でも、**話を最後まで聞いて、相手の主張をいったん受け入れる**ことが重要である。そのうえで、自分に発言の機会が回ってきたときに、改めて自分の意見を述べればよい。

一番よくないのは、相手の意見を即座に、頭ごなしに否定することである。人にはそれぞれ違った物の見方があり、自分と違う意見を持つ人がいるのは当然なのだ。そのことを理解して、たとえ**同意できない意見であっても、相手の意見は意見として尊重すべき**である。そうしないと、自分の意見も尊重してもらえないことになる。

プラスα

●「否定から入る」癖を直す

会話の中で、相手が何か言い終わるたびに、「いや」「でも」「違うよ」などと言い、すぐに相手の言葉を否定する癖がついている人もいる。いわゆる「否定から入る」癖である。

そのような人は、実は、相手の意見に強く反対したいわけでもなく、その後で有力な反対意見を述べるわけでもなかったりする。要するに、単なる癖なのである。

しかし、このような癖は相手に不快感を与えるだけで、何の得にもならない。癖を直すのはなかなか難しいことではあるが、自分にそういう癖があると自覚している人は、少しずつ直す努力をしてみよう。

▽相手の話を引き出すために質問する

誰かの話を聞いているときに、さまざまな疑問が頭に浮かんでくることがある。たとえば、次のような疑問である。

例
- （言っていることはだいたいわかるけれど、もう一つはっきりしない。具体例を示してくれるとわかりやすいんだけど）
- （さっき外国の話をしていたけれど、行ったことはあるのだろうか。行ったことがあるなら、もっと詳しく聞いてみたい）
- （今の話を、自分はこのように理解したけれど、本当にそれで合っているだろうか。もしかしたら、相手は違う意味で言ったのかもしれない）

こんなときは、**相手の話が一区切りついたところで、質問をしてみる**とよい。疑問をそのままにしておいたらもやもやするだろうし、質問することによって、相手からさらに興味深い**話を引き出す**ことができるかもしれない。

そのような質問ができるということは、相手の話をしっかり聞いている証拠でもある。

▽閉じた質問と開かれた質問

質問には、閉じた質問と開かれた質問がある。**閉じた質問とは、イエスかノーで答えられる質問**、または、**答えが短いひと言で済む質問**をいう。これに対して、**開かれた質問とは、答えが短いひと言に限定されない質問**、言い換えると、**相手が自由に答えを選べる質

プラスα

◉インタビュアーに学ぶ

テレビ番組には、毎回、有名人や各分野のスペシャリストなどをゲストに招いて、ホスト役のアナウンサーなどがインタビュアーになって会話を進める形式のものがある。そのような番組は、会話の中でどのような質問をしたらよいか考えるうえで、大いに参考になる。

話を広げたいとき、話題を転換したいとき、そろそろ話をまとめて番組を締めくくりたいときなど、それぞれの場面でホスト役の人がどんな質問をしているか、よく注目しながら見てみよう。

問をいう。具体例を挙げて説明しよう。

例

①閉じた質問の例

・「あなたはこの町のご出身ですか」⬇**イエスかノーで答えられる**。

・「どちらのご出身ですか」⬇「○○市です」「○○県です」のように**ひと言で答えられる**。

②開かれた質問の例

・「この町の印象はどうですか」⬇この町の気に入っているところ、少し戸惑っているところなどを、**自由にいくつでも答えられる**。

・「どんな食べ物が好きですか」⬇好きな食べ物の名をたくさん挙げてもよいし、「甘い物はだいたい好きだけれど、△△だけは甘すぎて苦手」のような答え方もできる。

閉じた質問は、何かを**はっきりさせたい**場合や、相手から**確かな情報を得たい**場合に向いている。一方、閉じた質問では、答えがひと言で済んでしまうので、話がそこで途切れてしまうこともある。

開かれた質問は、相手に自由に話してもらって、相手が**どんなことを感じたり、考えたりしているのか深く知りたい**場合に適している。答えが限定されないので、**新しい話題を引き出して会話を広げる**効果もある。

実際の会話では、**閉じた質問と開かれた質問のそれぞれの特徴をよく理解し、両者をうまく組み合わせて使う**ことが望ましい。会話をどんどん広げて面白くしたいときは開かれた質問を、とりとめのない会話を一定の方向に導きたいときは閉じた質問を効果的に用いるとよい。

プラスα

◉質問の順序を工夫する

インタビューのテクニックの一つとして、「閉じた質問→開かれた質問」の順に質問をすることで話題を広げていく方法がある。閉じた質問をいくつかして話題の糸口を探り、相手が何に関心をもっているかがわかったら、さらに、そのことについて開かれた質問をして、面白い話を引き出そうというねらいである。

例

「○○に行ったことはありますか」(閉じた質問)

「ええ、何度も行きましたよ。○○は大好きなんです」

「○○のどんなところが好きなんですか」(開かれた質問)

ワーク

話して伝える・聞く

レッスン❶

声を出す練習をしよう

①早口言葉をゆっくり言おう

「生麦、生米、生卵」
「隣の客はよく柿食う客だ」
「庭には二羽にわとりがいる」
「青巻紙、赤巻紙、黄巻紙」
「竹垣に竹立て掛けたのは、竹立て掛けたかったから」

このような、よく知られている早口言葉をゆっくり言ってみよう。速さよりも、**一つ一つの音をはっきり発音すること**を意識しよう。

②オリジナルの早口言葉を作ろう

今度は、自分で早口言葉を作って、自分で言ったり、誰かに言ってもらったりしよう。

早口言葉を作るコツは、**同じ音**や、**似た音**、**同じ行の音**（カ行ならカキクケコの五音）をいくつも重ねること。有名な早口言葉の一部を変えたり、言葉を付け足したりしてもよい。

③母音だけ、ラ行だけでしゃべってみよう

本の中の一つの文や、ことわざ、俳句など、長くても二、三十字程度の言葉をいくつか用意して、ノートなどに書き出しておく。その言葉を、そのまま言うのではなく、**「あ」「い」「う」「え」「お」の母音だけ**で発音してみよう。うまく言えたら、今度は、**ラ行の「ら」「り」「る」「れ」「ろ」だけ**で発音してみる。そして、最後に元の言葉のとおりに言う。これを繰り返しているうちに、元の言葉が前よりもはっきり発音できるようになった気がしないだろうか。

例 犬も歩けば棒に当たる
母音だけで発音⬇いうおあうえあおーいあう
ラ行だけで発音⬇りるろらるれらろーりらる

例 柿食えば鐘が鳴るなり法隆寺
母音だけで発音⬇あいうえあああうあいおーいうい
ラ行だけで発音⬇らりるれらららるらりろーりゅうり

話して伝える・聞く

レッスン2

一分間スピーチに挑戦しよう

好きなテーマを選んで、みんなの前でスピーチしよう。**持ち時間は一分**。ただし、数秒オーバーするくらいはOKとする。人前でしゃべるのを苦にしない人であっても、いきなり挑戦するのは難しく感じられるのではないだろうか。しっかり話すためには、準備が必要だ。

まず、一分間のスピーチにどれくらいの内容を盛り込めるのかを知る必要がある。**人が話す速さは、通常、一分間に三百五十字から四百字程度**だと言われている。早口でしゃべればもっとたくさん詰め込めるが、それでは聞き取りにくくなってしまう。**四百字以内を目安に原稿を書いて、それを読み上げるのにどれくらいかかるか、時間を計ってみる**とよい。長すぎたり、短すぎたりしたら、原稿の長さを調節しよう。

本番では、原稿を見ながら話してもよいが、できれば、ずっと原稿を見ているのではなく、**なるべく聞いている人のほうを見ながら話す**ようにしたい。

スピーチのテーマの例を挙げる。

テーマ1 自分の長所をアピール

普通に自己紹介をするのではなく、自分の特技や、得意なこと、自慢したいことなどを何か一つ選んで、そのことに絞って話そう。スポーツ、趣味、英会話、「○○に詳しい」、自分の性格の好きなところなど、いろいろな話題が考えられる。

テーマ2 好きな動物の魅力を伝える

犬派、猫派、小鳥派、ペンギン派、猛獣派（?）、そのほか、どんな動物でもよい。こんなときのこんなしぐさがかわいい、というように、なるべく具体的に、その動物の姿が目に浮かぶように伝えられたら大成功だ。

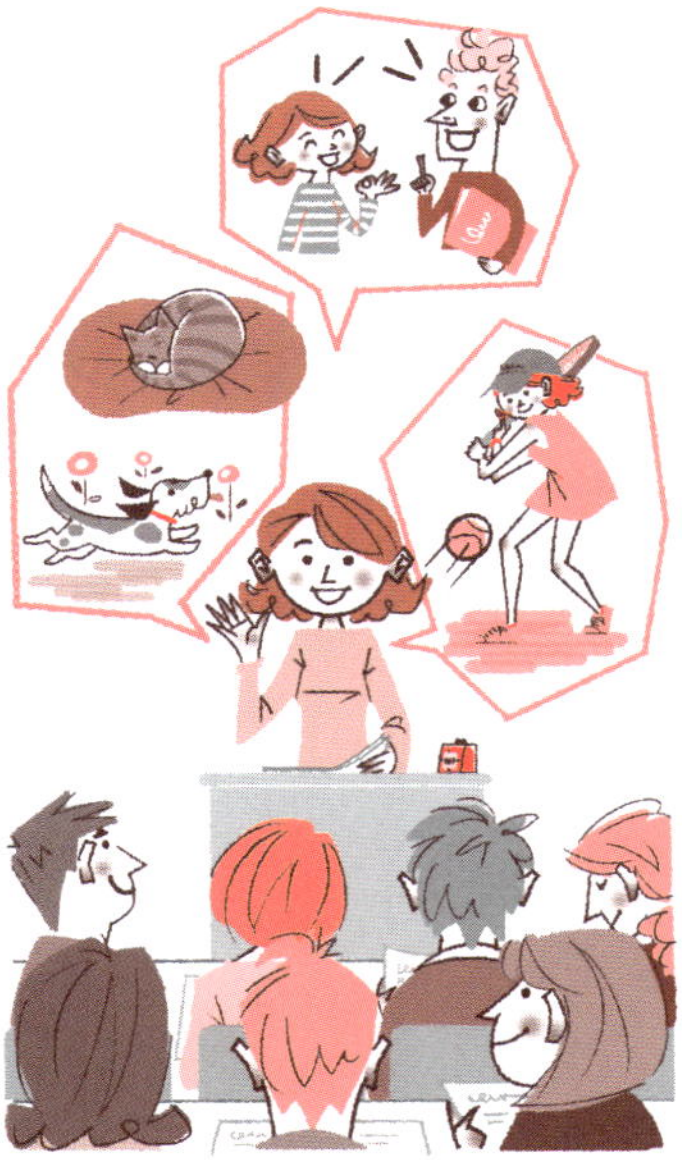

話して伝える・聞く

レッスン3

ニュースキャスターになろう

テレビのニュースキャスターになったつもりで、ニュースの原稿を読んでみよう。その前に、**プロのアナウンサーがどのようにニュースを伝えているか、よく研究する**必要がある。テレビのニュース番組を録画して、その中からどれか一つの話題を選んで何度も聞いたり、文字に書き起こしたりするとよい。

テレビ局のアナウンサーは、**正確で聞き取りやすい発音**や、わかりやすく、視聴者に**伝わりやすい話し方**を心掛けて日頃から訓練しているプロフェッショナルなので、話して伝える練習のためのよいお手本になる。**話す速さ**や、**間の取り方**なども大いに参考にしたい。

ニュースを伝える場合、**何を、どのような順序で話すか**も重要になる。実際のニュースをよく注意して聞くと、一つ一つのニュースは、おおよそ次のような順序で構成されていることがわかる。

①最初に、これから伝えるニュースについて、簡潔に要約して述べる。
②そのニュースについて詳しく伝える、本題の部分。いつ、どこで、何が起きたのかを正確に述べる。テレビのニュースでは、この部分に、関係者へのインタビューや、現場の状況などを伝えるVTRが挿入されることが多い。
③最後に、そのニュースをまとめるひと言を付け加えて締めくくる。

①で、まずニュースの簡単な要約から始めるのは、「これからこんなことを伝えますよ」という合図のようなものである。その合図を聞いて興味を持った視聴者は、②から始まる詳しい内容を、よく注意して聞くはずである。①の合図なしに、いきなり詳しい説明を始めたら、視聴者は知りたいことを聞き逃してしまうかもしれない。

③でニュースをまとめるひと言を加えるのは、「このニュースはここで終わりにします」という合図である。一つのニュースを読み終えて次の話題に移るときは、少し長めに間を取る。

次の例文は、二〇二四年四月に、実際にテレビや新聞各紙で伝えられたニュースを参考にして、だいたい一分強くらいで読めるニュース原稿としてまとめたものである。前記の①

〜③のような構成になっていることを確認しよう。

アメリカが主導する月探査計画「アルテミス計画」で、日本人宇宙飛行士が月面に着陸することが正式に決まりました。

日本時間の十日、アメリカのワシントンで、盛山文部科学大臣とNASA（アメリカ航空宇宙局）のネルソン長官が、アルテミス計画による月面探査に関する取り決めに署名しました。アルテミス計画は、アメリカが、日本やヨーロッパなどとともに進めている有人宇宙飛行計画で、再来年以降に月面への着陸を目指しています。

今回の取り決めにより、日本は、トヨタ自動車などが開発する月面探査車を提供すること、NASAは、日本人宇宙飛行士に、二回にわたって月面着陸の機会を与えることなどが決められました。

計画によると、二〇二六年に、アメリカ人の飛行士二名が月面に着陸。日本の飛行士が着陸するのは、一人目が二〇二八年以降、二人目は、月面探査車の運用が始まる二〇三二年以降になります。

計画が実現すると、月面着陸はアポロ計画以来約半世紀ぶり、アメリカ人以外の宇宙飛行士による着陸は初めてとなります。

この原稿を、ニュースを読む練習に使ってもよい。

ニュース原稿がどのように作られているかわかってきたら、今度は、自分で原稿を書いてみよう。最近、実際に起きたできごとの中から、適当な題材を取り上げて、四百字程度の原稿にまとめるとよい（四百字は、おおよそ一分で読める長さである）。原稿ができたら、ニュースキャスターになったつもりで、みんなの前で読み上げよう。

もっと本格的にやるなら、何人かでチームを組んで、ニュース番組を制作するのもよい。原稿を書く人、ニュースを読むアナウンサー役の人、フリップや図を使って説明する人、ニュースについて意見を述べるコメンテーターなどの役割分担が考えられる。どんなニュースを選ぶかは、チーム全員で相談しよう。

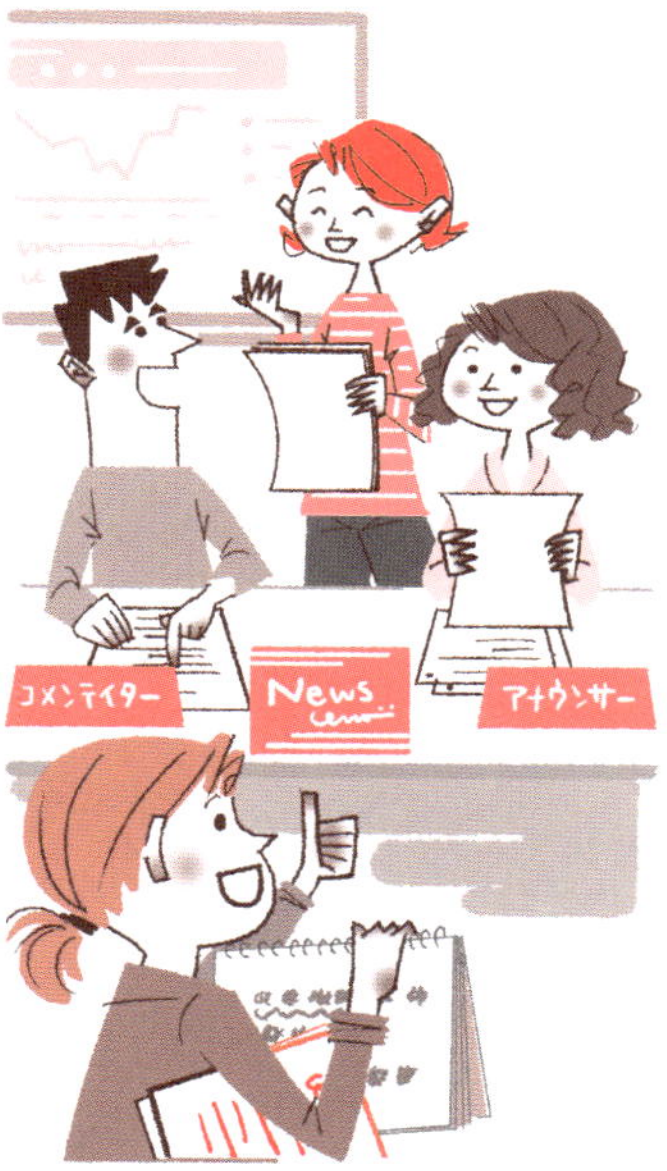

レッスン❹

ブレインストーミングをしよう

ブレインストーミングとは、よいアイデアを出すために開発された会議の方法である（略してブレストともいう）。ブレインストーミングには、次のようなルールがある。

①参加者は**自由に意見を出す**。
②他の人の意見を**否定しない**。
③アイデアの**質よりも量**を重視する。
④いくつかのアイデアを**組み合わせ**たり、**改良**したりして発展させる。

以上のルールを守って、五〜十人くらいでチームを組み、テーマを決めてブレインストーミングをしてみよう。たとえば、次のようなテーマが考えられる。

・今までになかった新しい電化製品を考案する。
・身近にある製品を改良する方法を考える。
・商店街を活性化する方法を考える。
・交通事故をなくすにはどうしたらよいか考える。
・食品ロスをなくすにはどうしたらよいか考える。
・特殊詐欺の被害を防ぐにはどうしたらよいか考える。
・スマートフォンのアプリを考案する。
・オリジナルのボードゲームを考案する。
・新種のスポーツを考案する。
・無人島で生き延びるための方法を考える。

このほかにも、テーマはいくらでも考えられる。チームで話し合って決めたテーマを採用してもよい。

最初は二〜三人程度の少人数のチームに分かれて同じテーマについて話し合い、その後で合流して、それぞれのアイデアを持ち寄るやり方もある。全員が少なくとも一つのアイデアを出すという条件を付けてもよい。

出された意見は、付箋に書き出し、グループ化して配置したり、次のページの例のようなマインドマップを作成したりすることで、思考が整理され、アイデアをまとめていきやすくなる。話し合いが終わったら、出されたアイデアに番号を付け、全員でどれかのアイデアに投票してベストワンを選んでみるのもよい。

付箋によるアイデアの整理の例

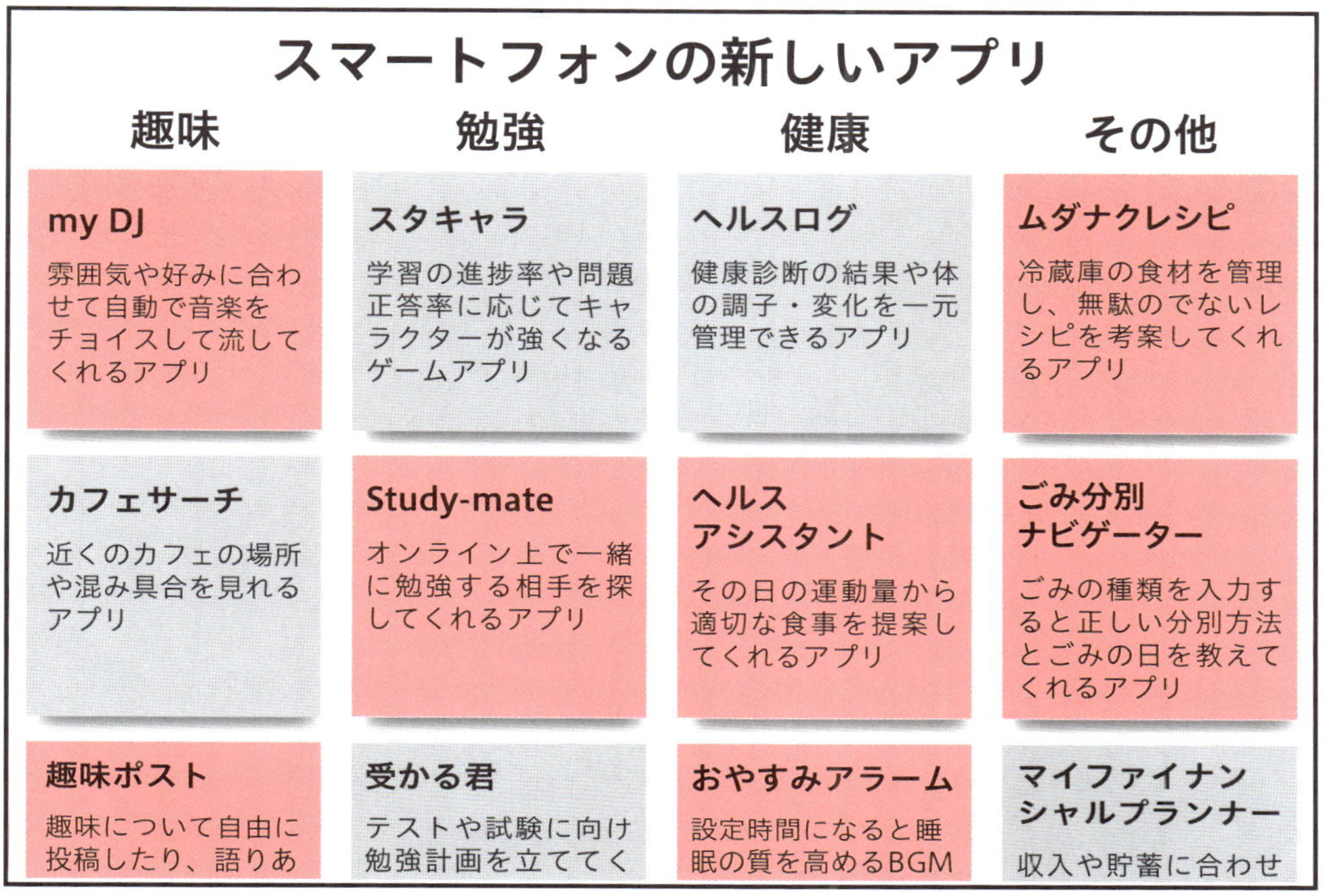

スマートフォンの新しいアプリ

趣味	勉強	健康	その他
my DJ 雰囲気や好みに合わせて自動で音楽をチョイスして流してくれるアプリ	**スタキャラ** 学習の進捗率や問題正答率に応じてキャラクターが強くなるゲームアプリ	**ヘルスログ** 健康診断の結果や体の調子・変化を一元管理できるアプリ	**ムダナクレシピ** 冷蔵庫の食材を管理し、無駄のでないレシピを考案してくれるアプリ
カフェサーチ 近くのカフェの場所や混み具合を見れるアプリ	**Study-mate** オンライン上で一緒に勉強する相手を探してくれるアプリ	**ヘルスアシスタント** その日の運動量から適切な食事を提案してくれるアプリ	**ごみ分別ナビゲーター** ごみの種類を入力すると正しい分別方法とごみの日を教えてくれるアプリ
趣味ポスト 趣味について自由に投稿したり、語りあ	**受かる君** テストや試験に向け勉強計画を立ててく	**おやすみアラーム** 設定時間になると睡眠の質を高めるBGM	**マイファイナンシャルプランナー** 収入や貯蓄に合わせ

マインドマップによるアイデアの整理の例

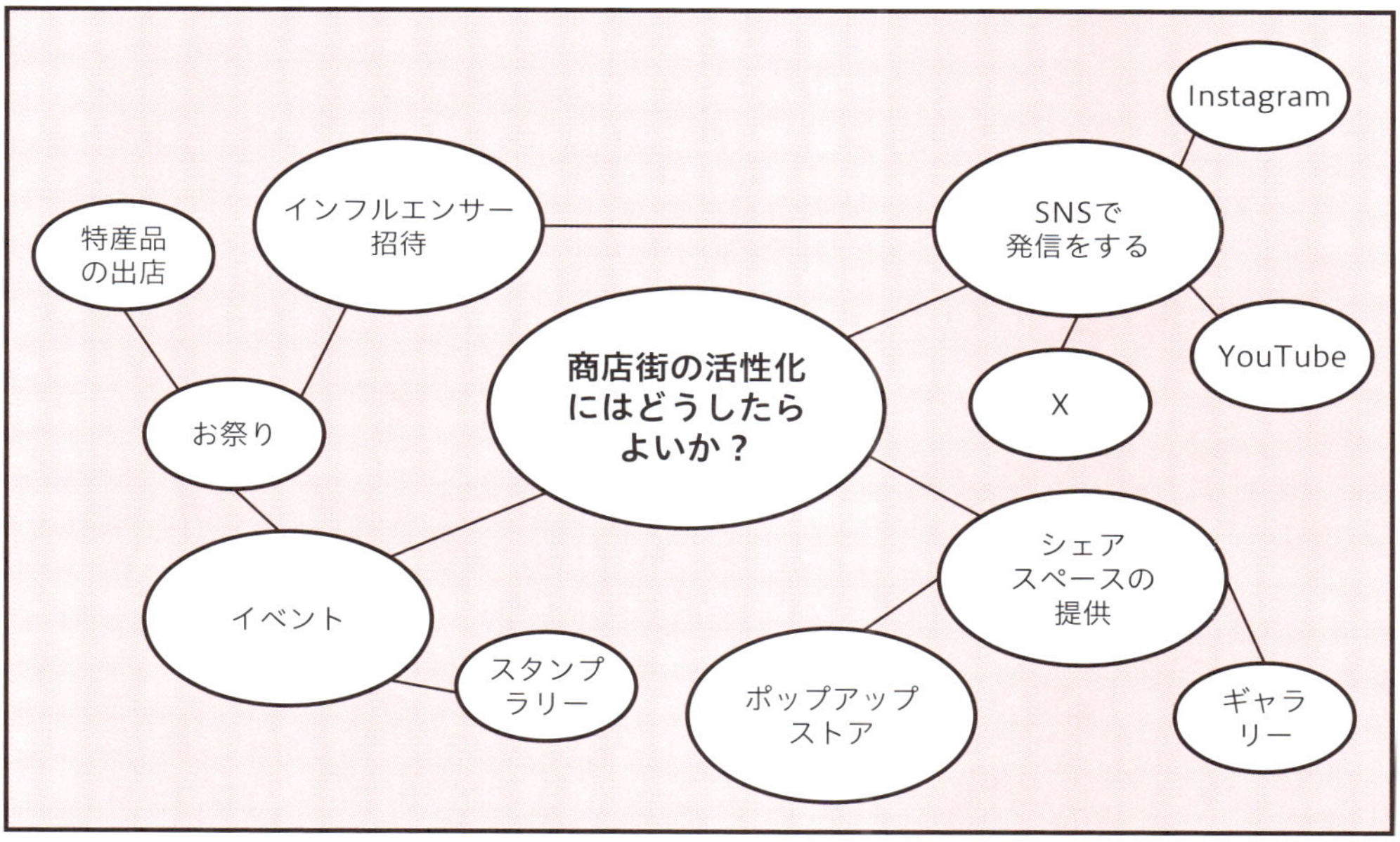

旅行のプランを立てよう

数名ずつのチームに分かれて、実際にそのグループで旅行に行くという設定で話し合いをして、旅行の計画を立ててみよう。

日帰りにするか、一泊旅行にするか、二泊三日にするか、日程だけはあらかじめ決めておく。予算も、最初から決めておいてもよいが、ある程度計画を練ってから、費用がいくらくらいかかるか計算してもよい。

まずは、肝心な旅行の目的地を決めなければならない。目的地が決まったら、景勝地や観光名所、テーマパークなど、行きたい場所の候補を挙げて、必ず行きたい所、余裕があれば行きたい所などの優先順位を付けておく。もちろん、目的地までの交通手段や、現地での移動手段も考慮する必要がある。

計画がまとまってきたら、時間的に無理のない計画になっているかどうか、予算はかかりすぎていないかをチェックして、問題があれば計画を修正していく。交通機関の時刻表や料金を調べる人、宿泊施設を調べる人、観光スポットまでの移動手段や所要時間を調べる人など、各自の役割分担を決めてもよい。

旅行の計画ができ上がったら、各チームから一人ずつ代表者を選んで、旅行の**プレゼンテーション**をしよう。プレゼンテーションとは、広告会社などが、会議の場で顧客に企画の内容を説明することをいう。顧客は、その企画がよいと判断したら、その広告会社に仕事を依頼して広告主になる。いくつかの広告会社が競合してプレゼンテーションを行うこともある。それと同じように、各チームが旅行の計画を発表し、どのチームの計画が一番魅力的かを競うのである。

口頭で計画を伝えるだけでなく、文書の資料も用意して配布すると、もっと本格的なプレゼンテーションになる。チームに絵を描くのが得意な人がいたら、イラストを交えてビジュアルに訴えるのもよい方法だ。

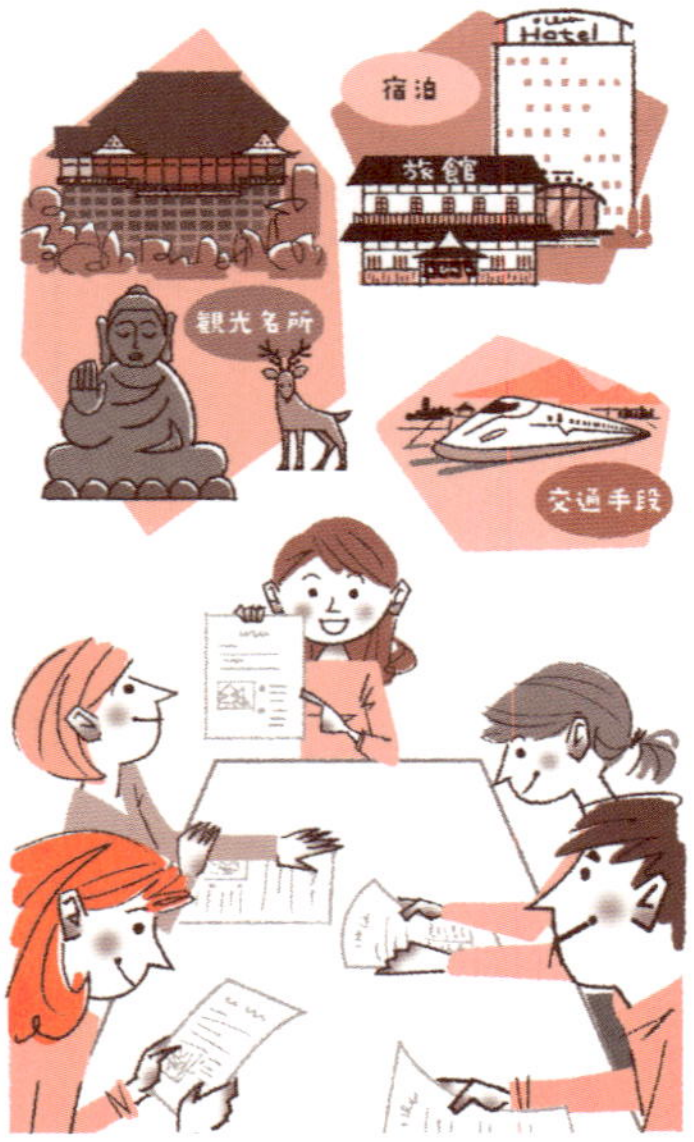

練習問題 解答

第7章 情報社会 p.162

❶❷(順不同)残存性, 伝播性(拡散性) ❸要配慮個人情報 ❹匿名加工情報 ❺仮名加工情報 ❻著作者人格権 ❼著作権 ❽❾(順不同)演算装置, 制御装置 ❿レジスタ ⓫プロトコル(通信規約) ⓬IPアドレス ⓭ドメイン名 ⓮ストリーミング(streaming) ⓯⓰(順不同)機密性, 可用性 ⓱暗号化 ⓲ファイアウォール ⓳マルウェア

練習問題

1 情報には【 ❶ 】，複製性，【 ❷ 】という3つの特性がある。

2 個人情報のうち「本人の人種，信条，社会的身分，病歴，犯罪の経歴，犯罪により害を被った事実その他本人に対する不当な差別，偏見その他の不利益が生じないようにその取扱いに特に配慮を要するもの」を【 ❸ 】という。

3 特定の措置を講じ，復元できないようにした「特定の個人を識別することができないように個人情報を加工して得られる個人に関する情報」を【 ❹ 】という。

4 特定の措置を講じることにより「他の情報と照合しない限り特定の個人を識別することができないように個人情報を加工して得られる個人に関する情報」を【 ❺ 】という。

5 著作者の権利は【 ❻ 】と【 ❼ 】に分かれ，【 ❻ 】は譲渡および相続できないが，【 ❼ 】は譲渡・相続することができる。

6 ハードウェアの5大装置は，入力装置，記憶装置，【 ❽ 】，出力装置，【 ❾ 】である。

7 CPUがもつ，数個～数十個程度の小規模な記憶装置を【 ❿ 】という。

8 「TCP/IP階層モデル」のように，ネットワーク上において機器同士がつながる場合に共通して守るべきものを【 ⓫ 】という。

9 ネットワークの世界で割り振られている住所を【 ⓬ 】といい，それを人間がわかりやすいように表現したものを【 ⓭ 】という。

10 動画やライブ配信など，映像や音楽などのマルチメディアファイルをインターネット接続しながら再生する方式を【 ⓮ 】という。

11 情報セキュリティの3要素は【 ⓯ 】，完全性および【 ⓰ 】である。

12 情報セキュリティ技術で，たとえ第三者に情報が盗まれたとしても，容易に内容がわからないようにすることを【 ⓱ 】という。

13 あらかじめ設定しておいたルールに従って，通してはいけないデータを止める情報セキュリティ機能を【 ⓲ 】という。

14 コンピュータないしその利用者に被害を与えることを目的とした悪意あるソフトウェアやコードの総称を【 ⓳ 】をいう。

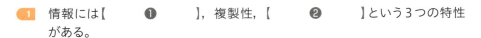

＊個人情報
ユーザーネーム，パスワード，アカウントID，クレジットカード情報，金融口座の暗証番号などを詐取されることが多い。

表7-16 **主なサイバー犯罪**

犯罪名	内容
フィッシング詐欺	・実在する企業・金融機関などを装い，電子メールやショートメール，LINEのリンクから偽サイトに誘導し，個人情報*を入力させる
eコマース詐欺	・偽のオンラインストアや販売者アカウントによって，クレジットカード情報を盗みとる
マルウェア（malicious software：悪意あるソフトウェアの略）	・コンピュータやその利用者に被害を与えることを目的とした悪意あるソフトウェアやコードの総称 ・ウイルスに感染させるなどして，データやプログラムが勝手に削除・改ざんされたり，個人情報が窃取《せっしゅ》されたり，情報を勝手に流出させたりする
ランサムウェア	・マルウェア攻撃の一種 ・被害者のデータを暗号化などにより利用不能状態にし，回復のための復号キーと引き換えに金銭支払いを要求する

す深刻化している。どのようなサイバー犯罪があるのかを知り，情報セキュリティの必要性をしっかり認識することが大切である（表7-16）。

コラム AIを悪用したサイバー犯罪

ビッグデータの解析や自動運転技術，医療診断など様々な分野で多くのメリットが期待されるAI技術であるが，その一方，特にセキュリティ分野においてはリスクも存在する。AI技術のリスクとは，①AIが攻撃手段として利用されること，②AI自体が攻撃の対象となることである。

①の例として，AIを利用したサイバー攻撃があげられる。AI機能をサイバー攻撃ツールへ組み込むことで，システムの脆弱性の発見が容易になり，セキュリティを突破しやすくなる。また，AIが人間の行動を完璧に模倣すれば，その攻撃がAIによるものだと見破ることが難しくなる。

対抗手段として期待されるのは，AIを搭載したセキュリティシステムである。学習と分析を繰り返しながら，システムに侵入してくる攻撃に迅速に対抗する力を持つことが可能である。

②の例としては，AI自体を狙ったサイバー攻撃があげられる。たとえばAIに誤ったデータを与え，誤った学習を行わせることで，誤った分析結果を導かせる。医療やエネルギーの分野でこうしたAIの誤作動が起これば，大変な混乱を招く可能性がある。これを防ぐには，AIに与えるデータに改変が加えられていないかをチェックするなど，データを守るセキュリティをさらに強化する必要がある。

ト端末へのサインや電子印鑑などが具体例としてあげられる。2002（平成14）年に施行された電子署名及び認証業務に関する法律（**電子署名法**）第2条では，①電磁的記録に記録された情報について，その者が作成したことを示すための措置であり，②改変が行われていないかを確認することができるものと定義されている。

②デジタル署名

デジタル署名は，公開鍵暗号方式など複数の高度なセキュリティ技術を組み合わせた電子署名の一つである。デジタル署名によって，改ざんされたものでないことが確認でき，特定の者から送られたことを証明できるため，なりすましを防ぐことが可能である。

3 可用性を確保する対策

①ファイアウォール

ファイアウォール（Fire Wall）は「防火壁」を意味し，情報セキュリティ分野においては，あらかじめ設定しておいたルール，たとえば特定のIPアドレスやポート番号*からのアクセスを拒否するといったルールに従って，通してはいけないデータを止める機能をいう。ファイアウォールにより直接可用性が確保されるわけではないが，不正アクセスや情報漏えいなどを防止することによって，システムの安定性や稼働時間が向上することにより，間接的に可用性を確保することが可能となる。

ファイアウォールのしくみを簡単に説明すると，次のとおりとなる。

①外部から送られてくる通信パケット（データのかたまり）の情報から，接続を許可するか否かを判断する（**フィルタリング**）。

②不正なアクセスと判断した場合には，通過を拒否し，管理者に通報する。

*ポート番号
TCP/IP通信において，コンピュータが通信に使用するプログラムを識別するための番号。ポート番号25はSMTP，80はhttpである。

②そのほかの対策

企業などでは，重要なデータは定期的に別の媒体にバックアップしてコンピュータの障害に備えたり，アクセスの集中によるシステムへの負荷を，複数のサーバやデバイスに分散させたりするなど，情報システムの可用性確保の対策を講じている。

2 サイバー犯罪

サイバー犯罪とは，コンピュータやインターネットあるいはデジタルデバイスを悪用して行われる犯罪を指す。サイバー犯罪は個人や企業あるいは政府機関に対して大きな経済的，社会的損失をもたらす。デジタル技術の進歩とその技術への依存が増すにつれて，サイバー攻撃のターゲットが増え，攻撃の手段が高度化し，犯罪の脅威はますま

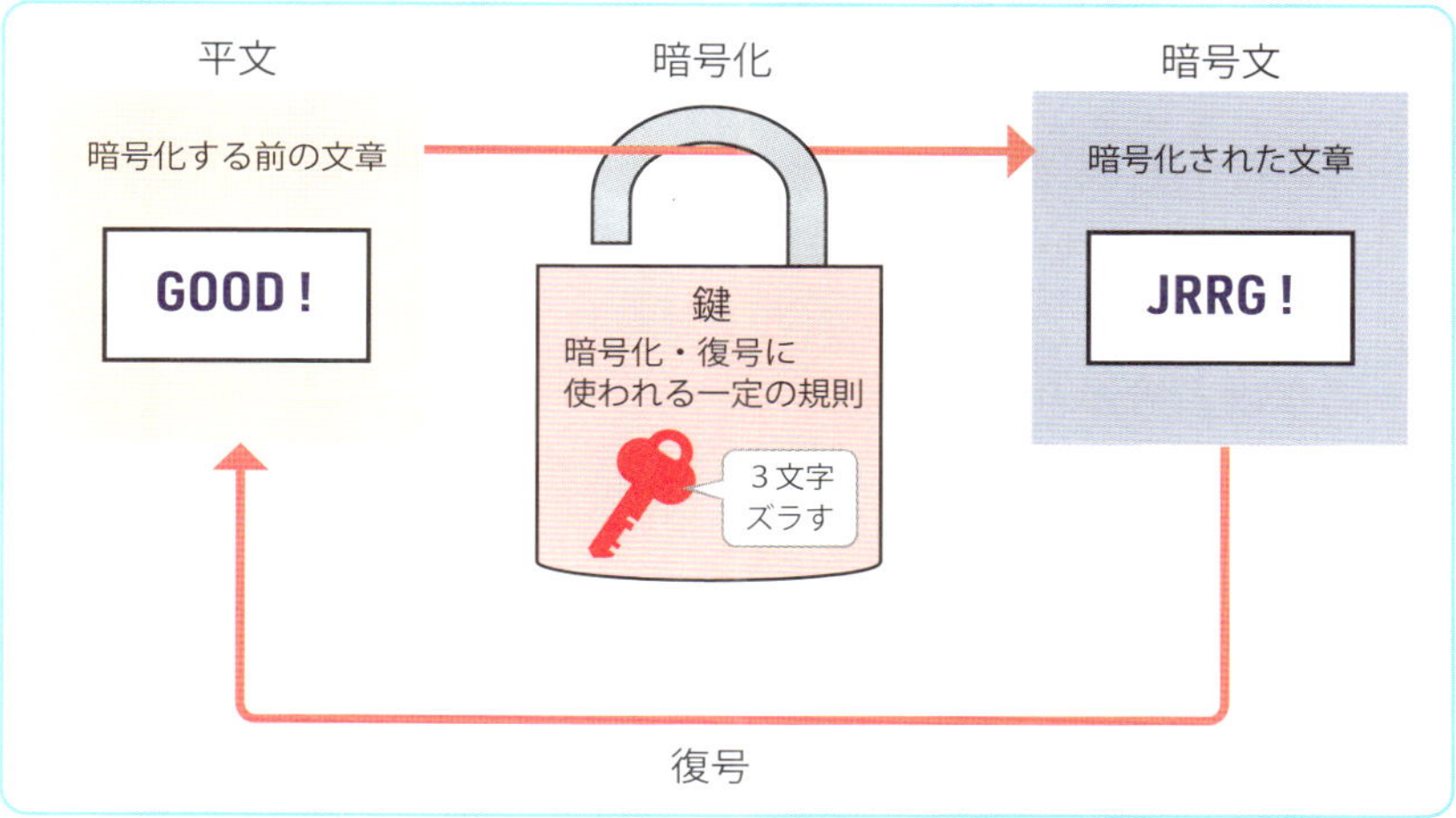

図7-9 **暗号化**

ることもある。これらを組み合わせた多要素認証により，セキュリティの強度を高めた対策も取られている。

②暗号化

暗号化とは，たとえ第三者に情報が盗まれたとしても，容易に内容がわからないようにする技術をいう。技術的に表現すると，暗号化とは「**平文**」を「**鍵**」によって「**暗号文**」にすることをいう。また，逆に暗号文を平文に戻すことは「**復号**」とよぶ（図7-9）。

暗号化には「**共通鍵暗号方式**」「**公開鍵暗号方式**」「**セッション鍵暗号方式**」の3つの方式がある。それぞれの内容と特徴は表7-15のとおりである。

2 完全性を確保する対策

①電子署名

電子署名は，電子上で署名・捺印を行うもので，たとえばタブレッ

表7-15 **暗号化の3方式**

方式	内容	特徴
共通鍵暗号方式	暗号化と復号に同じ鍵を使用する	・暗号化・復号の処理速度が速い ・共通鍵を他者に複製される危険性がある
公開鍵暗号方式	暗号化には**公開鍵***を使用し，復号には**秘密鍵***を使用する	・暗号化・復号の処理速度が遅い ・鍵が2つ必要なので複製に関する安全性が高い
セッション鍵暗号方式	共通鍵暗号方式と公開鍵暗号方式を組み合わせて使用する	・処理速度は速い ・安全性も高い

＊公開鍵
通信を暗号化するときに使うキーであり，誰でも利用できるように広く公開されている。

＊秘密鍵
受信者のみが持つ鍵で，公開鍵とセットで解読することができるようになる。

5 情報セキュリティ

Society5.0（未来社会）では，情報セキュリティ対策が実現の要の一つといわれている。Society5.0では現在のSociety4.0（情報社会）以上に膨大なデータのやりとりが行われると予想され，プライバシーの保護と情報の信頼性確保の観点からも，より堅牢な情報セキュリティ対策が求められる。

① 情報セキュリティ対策

情報セキュリティ対策とは，情報の漏えいや破壊，改ざんなどの危険から情報を守るとともに，情報を管理するための対策および方針を定めて適切に運用することをいう。

これを実現するためには，情報セキュリティの3要素*である①**機密性**（Confidentiality），②**完全性**（Integrity），③**可用性**（Availability）を確保する対策が必要である。①機密性は見てはいけない人に見えないようにする状態，②完全性は情報が正確で新しく完全な状態，③可用性は情報を見てもいい人がいつでも見ることができる状態をいう（表7-14）。

そのための方法として，パスワード認証，アクセス権限の制限，ウイルス対策ソフトの導入など様々な対策が取られている。

*情報セキュリティの3要素
①機密性（Confidentiality），②完全性（Integrity），③可用性（Availability）の3つの頭文字をとって「情報セキュリティのCIA」ともよばれる。

1 機密性を確保する対策

①認証

認証とは，操作しているその人が，本人であると識別することをいう。認証には「**ユーザID**」と「**パスワード**」が使われる。多くのサイトでは，利用のために，この両者を組み合わせた**アカウント**を作成することが求められる。

最近では「ユーザID」に代わって「**ICカード**」が，「パスワード」に代わって指紋や顔などによる「**生体認証**」も利用されている。また，パスワードの代わりに，スマートフォンや携帯電話の電話番号に送られてくる任意の数字などによって認証する「**SMS*認証**」が利用され

*SMS
ショート・メッセージ・サービス。

表7-14 **情報セキュリティの3要素**

要素	内容
①機密性	認められた人だけが当該情報にアクセスすることができる状態
②完全性	情報が破壊，改ざんおよび消去されていない完全かつ最新な状態
③可用性	必要なときに情報を利用できる状態が維持されていること

コラム　ソーシャルメディアの利用によるメリットとデメリット

PCやスマートフォンが普及し，インターネットの利用が広がったことにより，世界と瞬時にコミュニケーションがとれる時代になった。ソーシャルメディア，なかでもSNSは，いまや私たちの生活に欠かせないものとなっている。

総務省の調査で，SNSの利用によるメリットとして，「新しい友人や相談相手ができた」「疎遠だった人と再び連絡を取れるようになった」など，人とのつながりの創出・強化，そして「最新のニュースや情報を得ることができた」など，情報収集の便利さがあげられている。

その一方，様々なトラブルに巻き込まれるデメリットもある。「自分の発言が他人に誤解された」「軽い冗談のつもりだったが他人を傷つけてしまった」など，コミュニケーションのすれ違いによるトラブル，さらに，自分の意思とは関係なく自分のことを他人に公開されたり，他人が自分になりすまして書き込みをされたりというトラブルも生じる。また，特定の投稿やコメントに対して批判や中傷が殺到する「炎上」や，悪口の書き込み，無視，仲間外れなどによる「ネットいじめ」など，様々なトラブルが社会問題化している。

そして，不特定多数の個人によるコミュニケーションを可能にするサービスというSNSの特色から，犯罪に巻き込まれる危険性にも注意が必要である。出会い系サイトなどを通じた被害児童の増加が深刻化している。また，仕事の内容を明らかにせずに高額な報酬を提示し，犯罪の実行者を募集するいわゆる「闇バイト」も，SNSやインターネットの掲示板の投稿を悪用した犯罪である。

日本で利用されている5大SNSであるX（旧Twitter），Facebook，LINE，Instagram，TikTok，さらに，ベンチャーやIT・Web企業が多く導入しているLinkedIn（採用・転職系SNS）など，私たちの生活をより豊かにしてくれるソーシャルメディアを，デメリットを踏まえたうえで活用していくことが大切である。

をインターネット接続しながら再生する方式を**ストリーミング**(streaming)という。ファイルをダウンロードする場合は，ダウンロード完了後しか再生することができないが，ストリーミングではダウンロードはせずインターネットに接続した状態で再生するため，すぐに視聴が可能であり，現在の音楽や映像の再生は，ほぼこのストリーミング再生が主流である。

ダウンロード方式の場合，時間はかかってもいったんダウンロードすれば，インターネット接続ができない環境でも利用できるというメリットがある。一方ストリーミングの場合は，インターネット接続ができない環境では利用できない。また，通信料が割高になるというデメリットもある。

コラム インターネットやSNSのアルゴリズム

アルゴリズムとは，解が定まっている問題を正しく解いたり，課題を解決したりするための計算方法や処理の手順であり，主にコンピュータのプログラミングに使われる用語であったが，近年「(インター）ネットのアルゴリズム」「SNSのアルゴリズム」といった表現が広まり，より身近な言葉となっている。ここでいう「アルゴリズム」とは,「インターネット（SNS）で提供されるサービスが，利用者にとって最適な情報を効率よく提供するために使われる計算方法や手順」を意味する。

インターネットのアルゴリズムの例として，ある言葉を『Google』などの検索エンジンに入力したとき，人によって上位に表示されるページが異なることがあげられる。これは検索エンジンが，利用者に関連性の高いウェブページをランク付けして表示するアルゴリズムを使用しているからである。また,「SNSのアルゴリズム」も同様で，Instagramなどでは，利用者の過去の行動（「いいね」やコメントの投稿，閲覧時間など）やフォローしているアカウントなどに基づいて，興味に合った投稿が表示されるアルゴリズムが使われている。

こうしたインターネットやSNSのアルゴリズムは，ユーザーに最適な情報を提供してくれる一方で，いくつかの課題もある。代表的なものが「フィルターバブル」や「エコーチェンバー」とよばれる現象である。

・フィルターバブル

アルゴリズムが利用者の興味や好みに合った情報ばかりを優先的に表示するため，異なる意見や視点に触れる機会が減少し，偏った情報に閉じ込められるリスクをいう。

・エコーチェンバー

SNS上でよく見られる現象で，同じ考えや価値観を持つ人々が集まり，異なる意見を排除することで，意見が偏り，極端な方向へ強化されることをいう。

これらの問題を防ぐためには，意識的に異なるメディアや情報源から情報を収集し，幅広い視点や意見に触れる機会を得ることが重要である。また，情報を鵜呑みにせず，批判的な目で分析する姿勢も大切である。

など，公式なコミュニケーション手段として，現在でも広く利用されている。

2 ホームページと掲示板

ホームページは，企業や学校の公式サイトによく使われる。その理由は，形式の自由度が高く，デザイン性に優れているからである。写真やイラスト，配色などを自由にデザインすることができる。構築には**HTML**＊，**CSS**＊，**FTP**＊などの技術が必要となる。

また，SNS普及以前には特に個人のホームページにおいて**掲示板**が設置されることが多く，インターネット上のコミュニケーション手段として利用されていた。誰もが情報を閲覧・投稿できる点が特徴である。

＊HTML（Hyper Text Markup Language）
Webページを作成するための指示を記入するマークアップ言語の一つ。テキストや画像を適切な位置に貼り付けたり，リンク先を指定したりする。

＊CSS（Cascading Style Sheets）
HTMLファイルから，主にWebページの装飾に関する設定を分離したもので，テキストの書式や大きさ，色，フォントの種類や装飾，背景などを指定することが多い。

＊FTP（File Transfer Protocol）
HTMLファイルをアップロードするためのプロトコルの一つ。これにより自分で作成したWebページをインターネット上に公開することができる。

3 ブログ

ホームページと異なり，専用サイトで入力するだけで投稿することができるのが最大の特徴である。「トラックバック＊機能」「コメント投稿機能」など，コミュニケーション機能が充実している点も普及の要因としてあげられる。ただし，文字情報がメインとなるため，デザイン面の自由度は低い。

＊トラックバック
他者が作成したWebサイトや記事の内容を自身の記事に引用・参照した際，情報提供元として相手方のサイトにリンクを貼ったことを，引用・参照元に通知する機能。主にブログで使用されている。

4 SNS（Social Networking Service）

インターネット上のコミュニケーションを促進し，**社会的ネットワーク構築を支援するサービス**をいう。SNSは，投稿する主な内容により4種類に分類される（図7-8）。

動画やライブ配信など，映像や音楽などのマルチメディアファイル

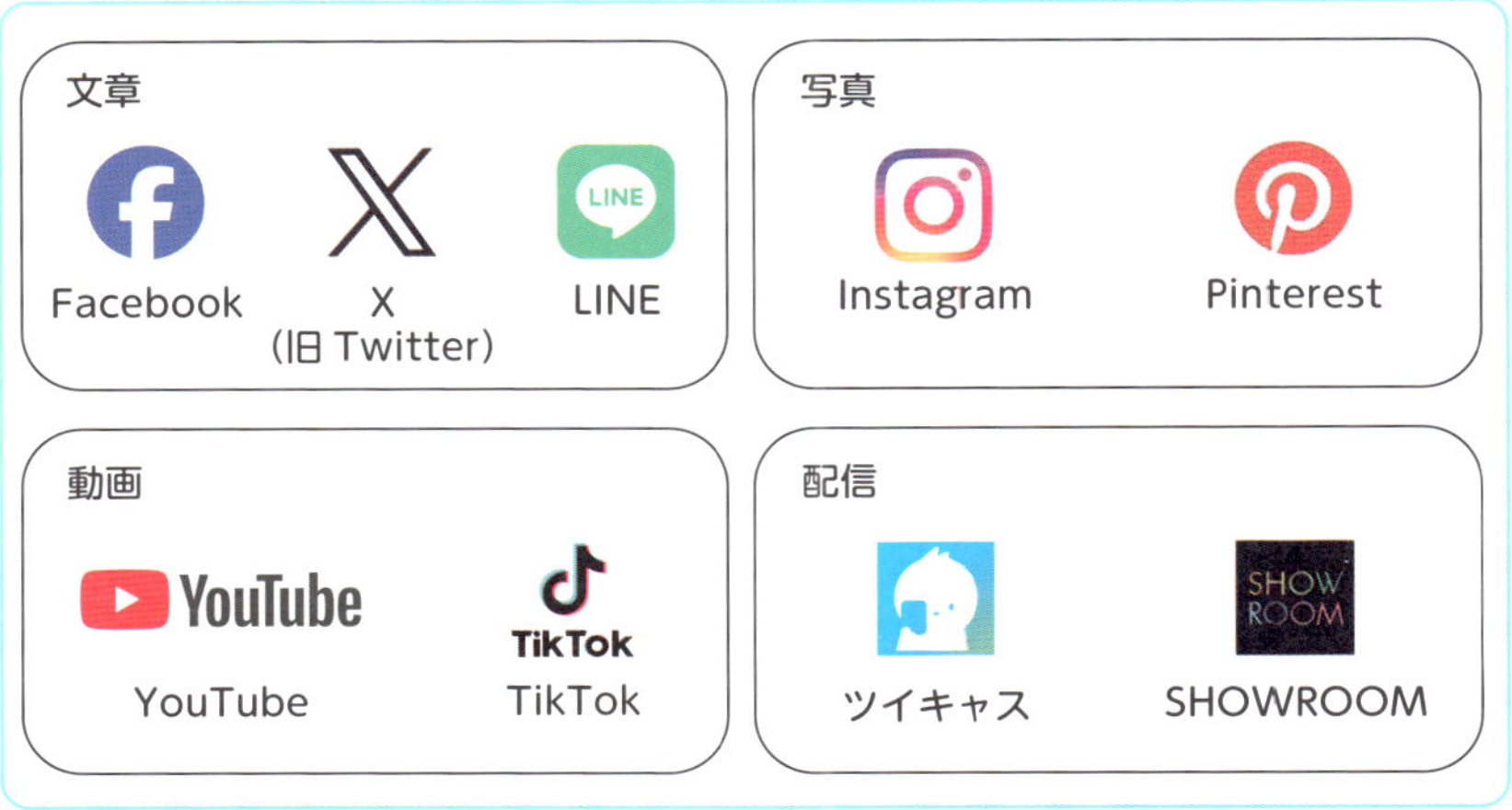

図7-8 SNSの種類

4 ネットワーク社会におけるコミュニケーション

本節では，ネットワーク社会で人間がどのような手段でコミュニケーションを図ってきたのかを振り返るとともに，ネットワーク社会へ参画する際に必要とされる積極的態度とはどのようなものか，ネットワークのソフト面についてみていくことにする。

① コミュニケーション手段の変遷

インターネット上のコミュニケーション手段は，電子メールから始まり，ホームページ，ブログ，SNSへと変遷してきた（図7-7）。

② 各コミュニケーション手段の特徴

1 電子メール（Eメール）

電子メールとは，インターネットを経由して，手紙のようにメッセージをやりとりするシステムをいう。電子メールは，ビジネスの場

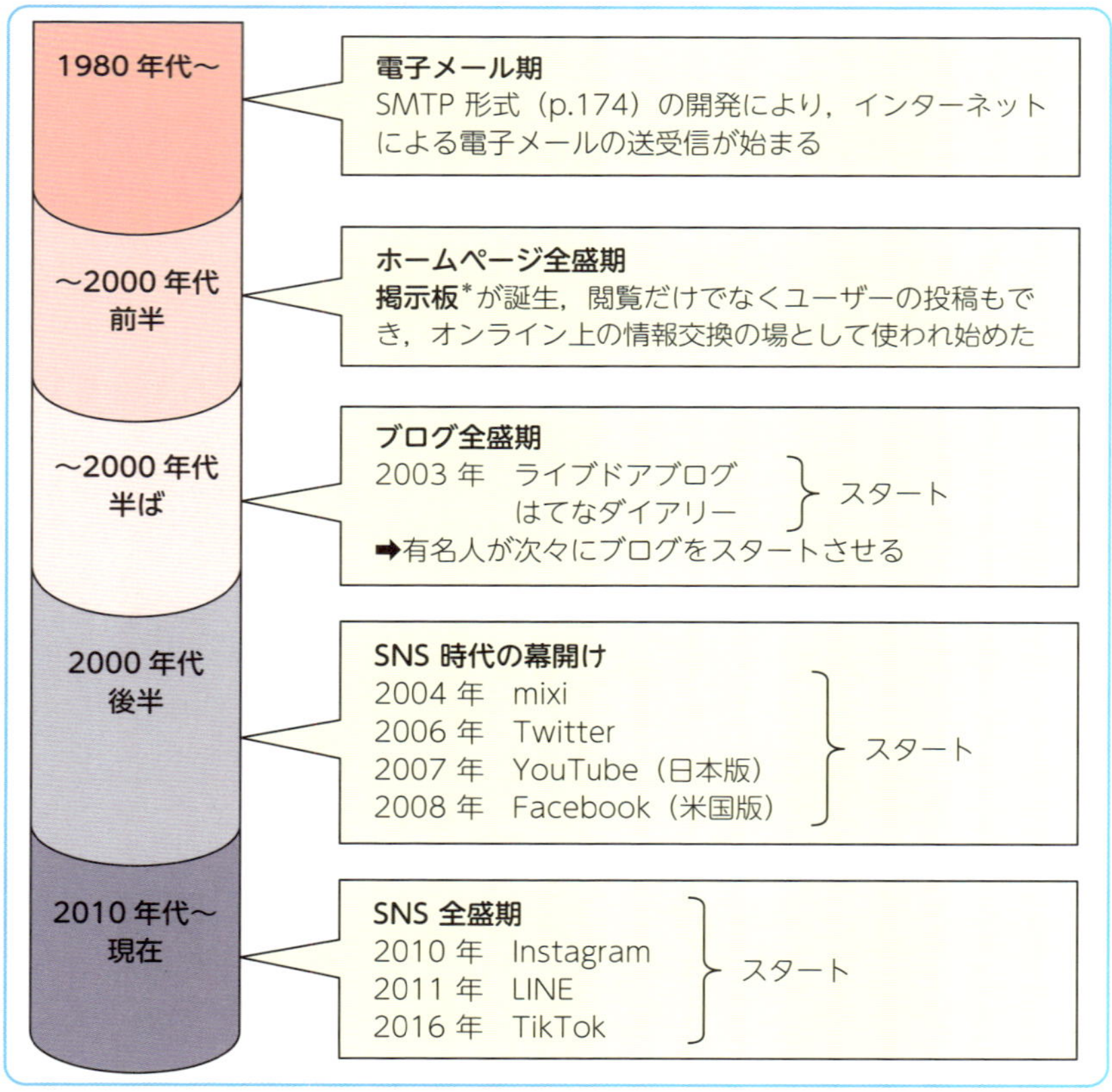

図7-7 インターネット上のコミュニケーション手段の変遷

＊掲示板
BBS（Bulletin Board System），ユーザー投稿型サイトともよばれる。

資源（文書や画像など）の場所（アドレス）を指定するもので，ドメイン名にプロトコルとファイル名などが加えられている。

https://www.mhlw.go.jp/index.html

プロトコル　　ファイル名

「**http://**」はドメインではなくHTTP（Hyper Text Transfer Protocol）というデータ通信に使う手順（プロトコル）を示したものである。通信内容が暗号化されている場合は「**https://**」（Hyper Text Transfer Protocol Secure）と表される。

③ 情報システムとデータ分析

コンピュータとこれにつながるネットワークにより，膨大な数の情報処理が可能となる。このような情報の処理や伝達を行うシステム全体を**情報システム**という。そして，日本が提言する「Society 5.0」（未来社会）の実現に向け重要視されているのが，情報システムによるデータの活用である。特に，**ビッグデータ**＊とよばれる，個人で扱うのが難しい巨大データの活用によって，新しい技術やイノベーションを生み出すことが期待されている。

＊ビッグデータ（Big Data）
総務省『平成29年版 情報通信白書』によれば，ビッグデータは以下の3つの構成要素に分類される。
①国や地方公共団体が提供する「オープンデータ」
②企業が保有するパーソナルデータ以外のデータと，M2M（Machine to Machine）と呼ばれる産業用機械の機器間通信時のデータで構成される「産業データ」
③個人の移動・行動・購買履歴などの情報を含む「パーソナルデータ」

データ活用において，近年注目されているのが**データ分析**という手法である。経験や勘といった不明確なものではなく，客観的データを抽出・収集・整理・加工し，それらの分析に基づいて正確に予測し，判断できるのがデータ分析のメリットである。これにより，次のようなことが実現している。

・高度な需要予測に基づいて，店舗や企業が生産および在庫管理を適切に行える
・レジャー施設が，消費者の需要の増減に合わせたダイナミックプライシング（価格変動制）を自動化できる
・スポーツでは，試合中に収集・解析したデータをもとに高度な戦術を組み立てられる

医療および看護の分野においても，電子カルテの普及などによって膨大なデータが集積されるようになった。データ分析により，たとえば入院患者の予後予測を行い，適切な治療計画を立てることで入院期間を短縮し，医療費の削減につなげるといった病院内の業務における活用が可能となる。また，現在注目されている**DX**＊（Digital Transformation）の観点からは，患者データを活用した製薬開発や医療改革などを通じて新たな価値を生み出し，医療業界全体の成長を目指す方向へと役立てていくことが求められている。

＊DX
「企業がビジネス環境の激しい変化に対応し，データとデジタル技術を活用して，顧客や社会のニーズを基に，製品やサービス，ビジネスモデルを変革するとともに，業務そのものや，組織，プロセス，企業文化・風土を変革し，競争上の優位性を確立すること」をいう（経済産業省「デジタルガバナンス・コード2.0」2020［令和2］年11月策定，2022［令和4］年9月改訂）。

3 IPアドレスとドメイン名

①IPアドレス

私たちの住まいにはそれぞれ住所があるように，ネットワークの世界にも端末一つ一つに住所が割り振られており，**IPアドレス**とよばれている。IPアドレスは次のように「.（ピリオド）」で区切られた数字で表され，世界共通で使われている。

IPアドレス　102.345.607.809

しかし，数字の羅列《られつ》であるIPアドレスは，コンピュータにわかりやすいように作られたものであるため，人間には非常に理解しづらい。そこで，人間にわかりやすいように表現したものを**ドメイン名**といい，次のように表示される。

ドメイン名　www.kangoshi.go.jp

なお，IPアドレスとドメイン名を相互に変換する機能をもつサーバをDNSサーバという（p.174）。

②ドメイン名の構造

ドメイン名は「.」によって区切られ，右から左に行くに従い細かい区分になっている。右から「トップドメイン」「第2レベルドメイン」「第3レベルドメイン」「第4レベルドメイン」とよぶ。

www	.	kangoshi	.	go	.	jp
第4レベルドメイン		第3レベルドメイン		第2レベルドメイン		トップドメイン

●トップドメイン

ccTLDとgTLDの2種類がある。**ccTLD**は国別コードであり，たとえば日本は「jp」，中国は「cn」である。**gTLD**は商業用の「com」やネットワーク用の「net」のほか，近年はオンラインストアなどで使われる「shop」やブログ運営サイトで使われる「blog」などの新しい種類も登場している。

●第2レベルドメイン

一般にドメインの所有者や内容を特定するもので，政府機関を示す「go」や大学を示す「ac」，企業を示す「co」などがある。

●第3レベルドメイン

サブドメインともよばれ，通常は企業名や組織名が入る。

●第4レベルドメイン

サーバの名前が入り，たとえばWebサーバなら「www」となる。

③URL

URL（Uniform Resource Locator）は，インターネット上の情報

Point

◉IPv4からIPv6へ

左記のIPアドレスは現在主流として使われている「IPv4」とよばれるIPアドレスで，32ビットを8ビットに区切り10進法で表したものである。IPv4で作成可能なIPアドレス数は「2の32乗（＝約43億通り）」だが，近年インターネットの爆発的な普及に伴い，その数が不足しつつある。そこで，128ビットを8ビットに区切り10進法で表した「IPv6」が登場した。IPv6で作成可能なIPアドレス数は「2の128乗（＝約340澗通り）」である。今後このIPv6への移行が進み，主流となるといわれている。

2 TCP/IP階層モデル

ネットワーク上においては，機器どうしが共通して守る**プロトコル**（通信規約）が必要である。プロトコルは多種多様であり，すべてを同時に守らなければならないとすると，たとえばLANを有線から無線に変えただけでも，使用するアプリをすべて変えなければならないことになり煩雑である。

そこで，1980年代に国際標準化機構（ISO）が定めた国際標準「**OSI参照モデル**」では，ネットワークを通信機能ごとに7つの階層（レイヤー）に分類し，それぞれの階層内でのプロトコルを決めることで通信をスムーズにした。1層のプロトコルに変更があったとしても，他の層に影響を与えることなく通信が可能となる。

現在は，プロトコルを4階層にモデル化した「**TCP/IP階層モデル**」がよく使われている（表7-13，図7-6）。

表7-13 TCP/IP階層モデル

階層	プロトコルの内容	代表的プロトコル
4層 アプリケーション層	ソフトウェア，通信機能などに関するルール	HTTP，SMTP，POP，FTPなど
3層 トランスポート層	正確な通信を行うためのルール	TCPなど
2層 インターネット層	サーバ間の通信に関するルール	IPなど
1層 データリンク層	隣接する機器同士の通信に関するルール	イーサネットなど

＊OSI参照モデル
「6層：プレゼンテーション層」はデータ形式と暗号化，「5層：セッション層」は端末とサーバ間の通信のルール，「1層：物理層」はハードのコネクタの形状など物理的な接続に関するルールを定めている。

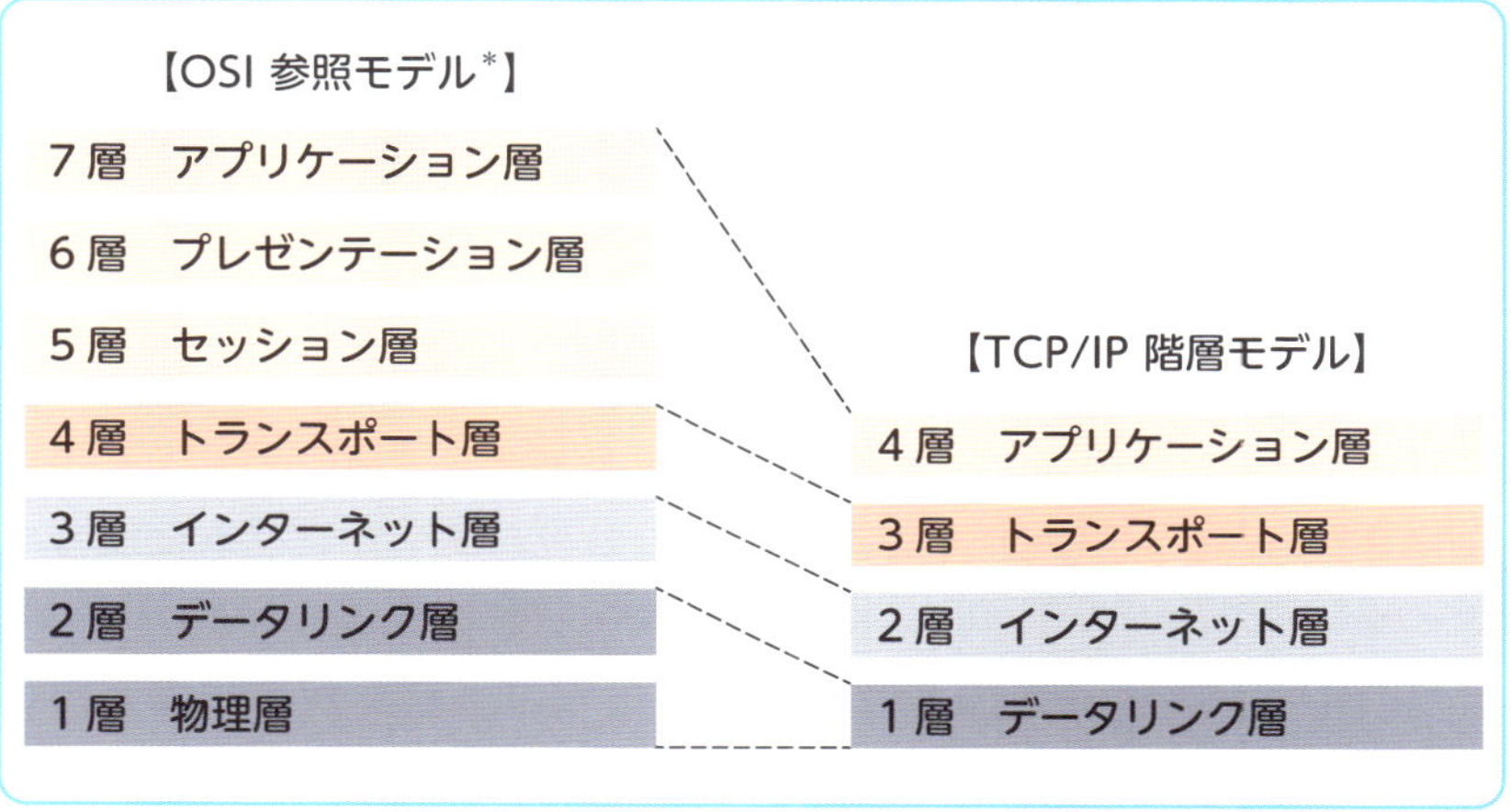

図7-6「OSI参照モデル」と「TCP/IP階層モデル」

表7-12 **メールサーバの種類**

種類	役割の内容
SMTPサーバ	メールの送信・転送
POPサーバ	メールの一時保管・受信
IMAPサーバ	メールの保管・受信
DNSサーバ	メールの宛先照合

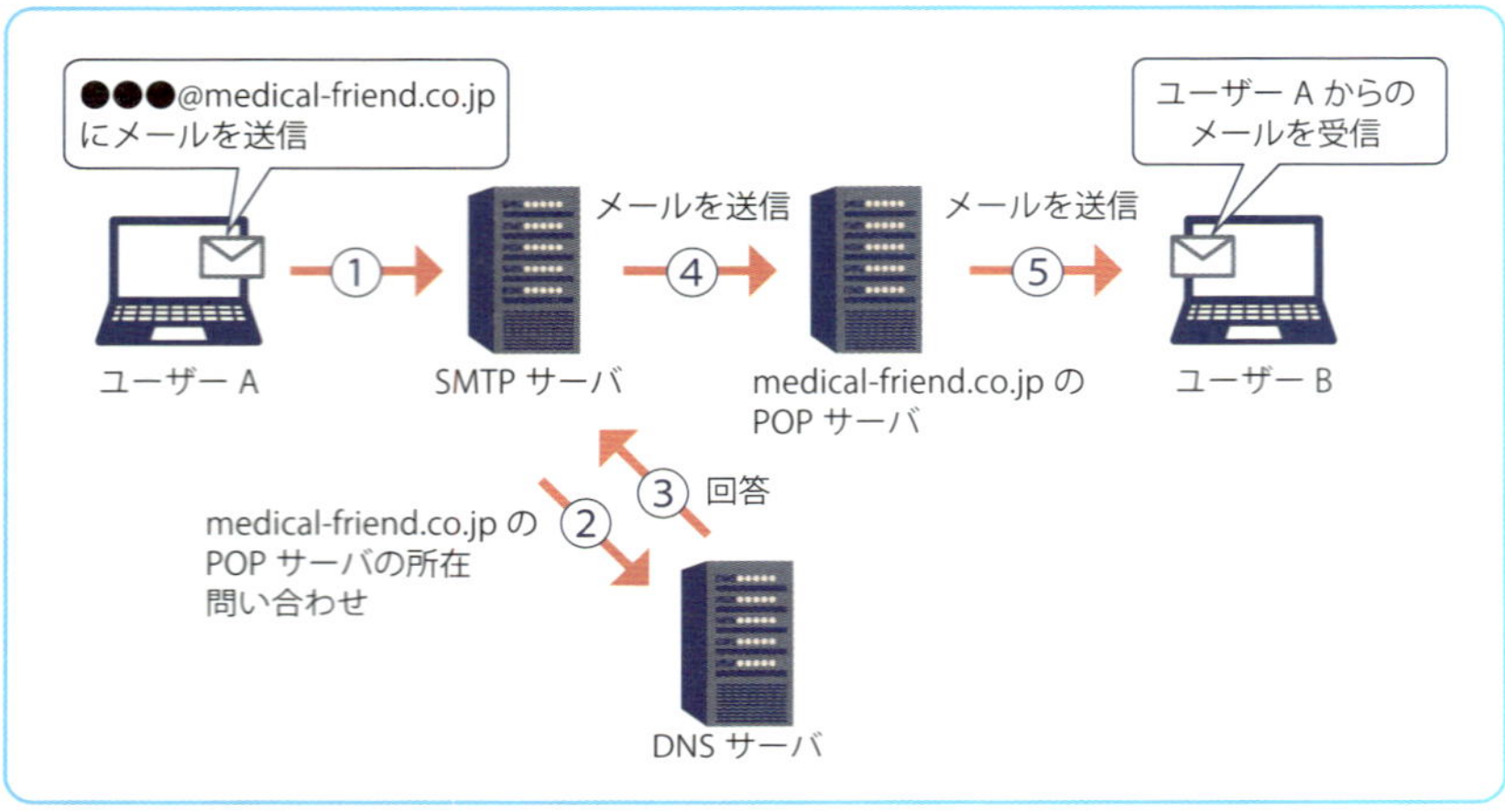

図7-5 **メールの伝達方法**

を解読して表示することで，写真などの画像や色とりどりのデザインが施されたホームページなどのサイトを，私たちは目にすることができる。

●メールサーバ

メールサーバは電子メールの送受信の際に用いられるサーバであり（表7-12），複数のメールサーバが連携することで，メールの送受信が可能となる。

たとえばユーザーAがユーザーBにメールを送信した場合，まずA側の**SMTPサーバ**にメールが送られる。SMTPサーバは，手紙でいえば，郵便局の役割を果たす。次に**DNSサーバ**によってユーザーBのIPアドレスを照会し，B側のSMTPサーバ（**POPサーバ**または**IMAPサーバ**）にメールを転送する。その後，メールソフトによってユーザーBのメールボックスにダウンロードされる（図7-5）。

このように，メールの送受信には，複数のメールサーバが連携し合っているという特徴がある。

Point

◉クラウドサーバ

近年主流になりつつあるのが，物理的サーバを持たない仮想サーバ「クラウドサーバ」である。クラウドサーバはインターネット上に構築された仮想サーバであるため，大きなサーバを置くスペースも不要で，サーバ構築のための時間も費用も格段に少なくて済むため，導入が広がっている。サーバを複数のユーザー同士で共有する「パブリックサーバ」と，共有せずに単独のユーザーにより専有される「プライベートサーバ」の2種類がある。また，クラウドサーバのような仮想サーバに対して右記のような物理的サーバを「物理サーバ」とよぶことがある。

Point

◉鯖落ち

たとえば，人気のお店にネット注文が殺到するなど，サーバに処理能力を超えた過負荷がかかるとサーバがダウンしてアクセスできない状態になることがある。この状態を「サーバが落ちた」=「鯖（さば）落ち」と表現したスラング。

＊Webブラウザ
コンピュータのソフトウェア（p.180）の一つである。

表7-11 **サーバの用途による分類**

分類	名称	用途
受動型 クライアントからのリクエストに応える形でサービスや機能を提供する	Webサーバ	Webページの配信・管理
	ファイルサーバ	コンピュータ間でのファイルの共有
	メールサーバ	電子メールの送受信・管理
	SSLサーバ	インターネット上でのデータ通信の暗号化
	DBサーバ	データベースの蓄積・管理
	FTPサーバ	ファイルをサーバに転送
能動型 サーバ自身が機器に指示，異常の検知などを行う	SNMPサーバ	ルーターやスイッチなどネットワーク機器を監視，制御
	監視サーバ	サーバやネットワーク機器などのシステムを監視，制御
	IoTサーバ	IoTデバイスを呼び出す

サーバは大きく「**受動型**」「**能動型**」の2つに分類される。クライアントからのリクエストに応える形でサービスや機能を提供する従来型の「受動型」に対して，「能動型」はサーバ自身が自ら機器に指示を送ったり，異常の有無を検知したりするもので，AIやIoTといった先端ICT技術に欠かすことのできないものである。

②主なサーバの働き

●Webサーバ

たとえば，どこかの病院（仮にA病院とする）のホームページをスマートフォンで見ようとする場合，iPhoneなら「Safari」，Androidなら「Google Chrome」などを使うことが一般的である。PCであれば「Microsoft Edge（旧Internet Explorer）」「Google Chrome」や「Firefox」などが利用されている。これらを**Webブラウザ**＊という。

「A病院のホームページを見たい」とWebブラウザに命令すると，WebブラウザはWebサーバにA病院のホームページのデータをリクエストする。するとWebサーバは，保存している多くのデータファイルの中からA病院のホームページのファイルを探し出し，Webブラウザに渡す。そしてWebブラウザは渡されたA病院のホームページのファイルを画面に表示する。

このときWebサーバから渡されるファイルは，単なる記号や文字の羅列《られつ》に過ぎない。Webブラウザがファイルに書かれた記号や文字

表7-10 **ネットワークの接続形態**

接続形態	無線*	有線
接続の手段	電波	ケーブル
特徴	電波の届くエリア内では場所を問わず接続可能	・線でつなぐため場所を選ぶ ・大容量データ送信に適する
通信速度	やや遅い	速い
通信の安定度	やや不安定	安定
セキュリティ	比較的脆弱《ぜいじゃく》	比較的安全

＊無線
電波使用にケーブルが不要であることから「無線」とよばれる。

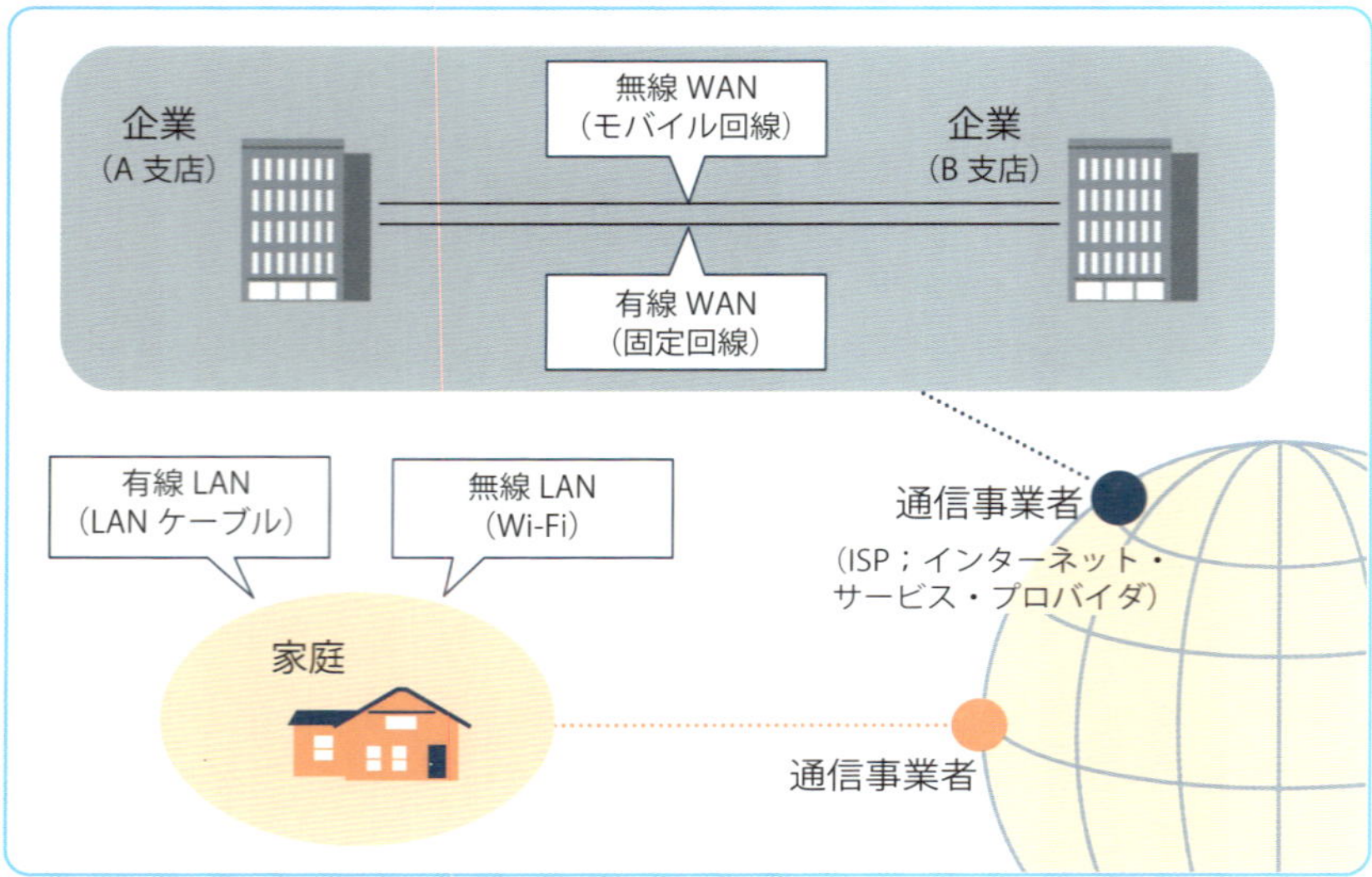

図7-4 **ネットワークの接続形態**

② インターネット

世界最大のネットワークであるインターネットは，主に①**サーバ**，②**TCP/IP階層モデル**，③**IPアドレス**の3要素から構成されている。

1 サーバ

ネットワーク上で，様々な情報やサービスを各機器に提供する役割をもつコンピュータを「サーバ」とよんでいる。

サーバは，機器としては普通のコンピュータと変わらないものも存在するが，多くの**クライアント***からの要求を受けるという役割上，高い性能（スペック）と安定性を有している必要がある。

＊クライアント
サーバから情報・サービスを提供される側の機器（PC・スマホなど）をいう。

①サーバの用途

サーバは用途により，表7-11のように様々なものがある。

3 ネットワークの構成

情報社会において，ネットワークは多くの人が利用する共有物であり，いわば公共の場である。情報社会に生きる私たちはネットワークの公共性を意識するとともに，ネットワーク社会に積極的に参画していく姿勢が大切である。

① ネットワークとは

ネットワークとは，複数のコンピュータを接続する技術や状態をいう。コンピュータ単体でできることは限られている。現在のSociety 4.0（情報社会）は，コンピュータ同士がつながり，コミュニケーションを図ることができるようになったネットワークの賜物であるといえる。

1 種類

ネットワークはその規模に応じて①**LAN***，②**WAN***，③インターネットの3種類に分類される（表7-9）。

WANとインターネットはどちらも，物理的に離れた機器同士が広域でつながる点で同じであるが，WANが同じ会社内など特定の人のみがアクセスする**プライベートネットワーク**であるのに対し，インターネットは世界中の不特定多数の人とつながる**オープンネットワーク**であるため，十分な**情報セキュリティ対策**が必要になる。

*LAN
Local Area Networkの略。

*WAN
Wide Area Networkの略。
広域通信網。

2 接続形態

ネットワークの接続形態は**無線**と**有線**がある（表7-10，図7-4）。

Point
◉VPN
Virtual Private Network の略。従来のLANやWANのような専用回線ではなく，インターネット接続環境を利用してプライベートネットワークを構築し，通信を行う。データを暗号化して接続するため，セキュリティが高く安全性に優れているとされ，近年注目されている。

*通信事業者
プロバイダともいう。

表7-9 **ネットワークの種類**

種類	LAN	WAN	インターネット
内容	同じ建物内など近距離の機器を接続する技術	小規模ネットワーク（例:LAN）どうしを接続する技術	世界中の機器どうしを接続する情報通信網
通信範囲	・限定エリア内 ・1拠点内	・広域 ・拠点間を結ぶ	・世界中
主体	家族や企業	通信事業者*	特定の管理主体なし
費用	・初期費用がかかる ・通信コストはほぼ不要	通信コストが必要	通信コストが必要

②動作の基本構造

CPUは，**レジスタ**（register，processor register）とよばれる数個～数十個程度の小規模な記憶装置をもっている。レジスタはメモリよりも記憶容量*は小さいが，高速での読み書きが可能である。

CPUは，このレジスタを使って次の①～③の処理を繰り返し実行する。これがコンピュータの核となる動作の基本である。

①メモリからレジスタに値を読み込む（**ロード**：load）

②レジスタは読み込んだ値を記憶し，四則演算や論理演算などの演算をする

③レジスタは演算結果を格納しておき，その格納されている結果をメモリに書き込む（**ストア**：store）

*（レジスタの）記憶容量
8bit，16bit，32bit，64bitのものがある。数値が大きいほど高性能である。

コラム 半導体立国復活への道

CPUはIC（集積回路）の一種であり，ICは何百万～何十億個ものトランジスタ*を小さなチップ上に集めたものである。トランジスタは半導体*から作られており，現代では自動車，家電，通信機器など，コンピュータが搭載されているあらゆるものの製造に，半導体は欠かすことができない。

日本は1980年代にはこの半導体製造において世界トップのシェアを誇り，「電子立国」「半導体立国」とよばれていた。しかし，情報技術革新が起こり，膨大な量のデータを高速処理するため1つのICチップにより多くのトランジスタを集積する必要が出てくると，より小さなトランジスタを製造することが重要となった。すると，すべての製品について企画から製造，販売までを担うことに強みをもっていた日本よりも，製造技術に特化する国が優位となった。

現在，「先端半導体」といわれる4nm（ナノメートル*）のトランジスタ（半導体）を製造できる国は，台湾や韓国，アメリカなどに限られる。国内で量産可能な半導体が40nm程度にとどまる日本は，先端半導体を輸入に頼らざるを得ず，世界的に物流がストップした新型コロナウイルス流行時には「半導体不足」に陥り，自動車も家電も生産できなくなった。

こうした状況に危機感を抱き，日本は国家プロジェクトとして，2nmの先端半導体の製造を目指している。半導体の専門家により2022（令和4）年に設立されたRapidus株式会社は，民間企業が共同で出資し，国も9000億円規模の支援を行っている半導体メーカーであり，2027年の量産化に向け，北海道で第一工場の建設が進められている。

*トランジスタ
電子の流れによりON/OFFの切り替えを実現するもの。「0」と「1」の2進法で表現され，たとえば「2」は「10」，「3」は「11」，「4」は「100」，「5」は「101」と桁が増えていく。この1桁を「ビット」とよび，大きいほど処理できるデータ量が多い。

*半導体
電気を通す導体（金属など）と電気を通さない絶縁体（ゴムやガラスなど）の中間的な性質を持つ物質をいい，最も一般的な半導体材料はシリコンである。条件によって電気を通すことも通さないこともできる特性を利用して，電子回路を作ることができる。

*ナノメートル
1ナノメートルは10億分の1メートル。

表7-7 ハードウェアの5大装置

装置名	役割	PCの例	スマホの例
①入力装置	情報を入力する	キーボード，マウス	タッチパネル
②記憶装置	コンピュータ内にデータを記憶する	フラッシュメモリ，HDD	メモリ
③演算装置	計算を行う	CPU	
④出力装置	計算結果データを外部に出力する	ディスプレイ，プリンター	タッチパネル，スピーカー
⑤制御装置	①～④を制御する	CPU	

Point
◉CPUの処理速度
コンピュータの性能を示す指数の一つにCPUの処理速度がある。この速度はGHz（ギガヘルツ）という単位で表され，大きければ計算処理速度や装置間信号およびデータの伝送速度，メモリへの格納速度などが上がるため，コンピュータ動作に大きな影響がある。

Point
◉CPUの例
様々な会社がCPUを製造しているが，現在流通しているPC向けの主要なものにはIntel社製とAMD社製がある。Intel社製のCPUには「Coreシリーズ」「Celeron」など，AMD社製のCPUには「FXシリーズ」「Ryzenシリーズ」などがある。

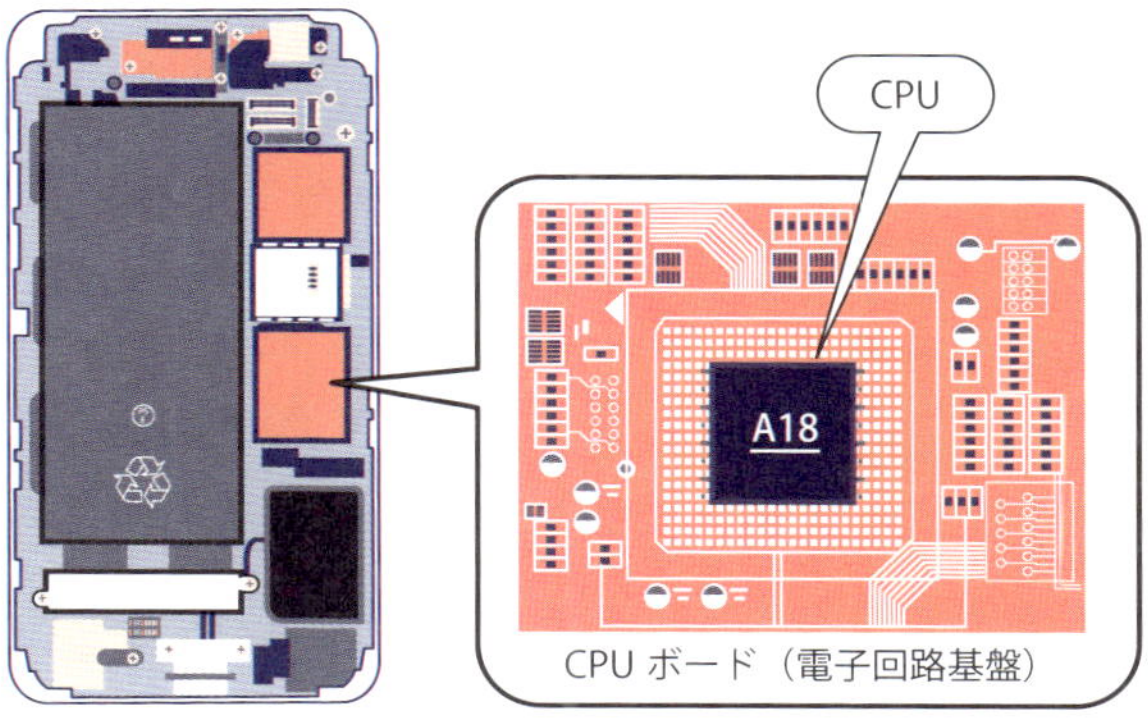

図7-3 CPU

表7-8 ソフトウェアの構成

種類	基本ソフトウェア	応用ソフトウェア
内容	・ハードウェアと応用ソフトウェアの仲介役 ・ハードウェアの管理や制御をサポートする	・ユーザーのしたいことを直接的に行う ・特定の作業を行う
PCの例	Windows，Mac	Word，Excel，PowerPoint
スマホの例	iOS，Android	LINE，Instagram

2 コンピュータの構成

ここでは情報活用能力の基礎となるコンピュータの基本的なしくみについて解説する。

① コンピュータの構成

コンピュータには，小さくて身近なスマートフォン，家庭やオフィスで使われるパソコン（PC）から，膨大な情報処理に使用されるスーパーコンピュータまで様々なものがある。これらすべてに共通するのは，**ハードウェア***と**ソフトウェア***から構成されている点である。

たとえば，スマートフォンを例にとると，図7-2のようなハードウェアとソフトウェアから成り立っている。

パソコン（PC）の場合，ディスプレイやキーボード，マウス，CPU*などがハードウェアであり，Windows，Macなどの基本ソフト（OS）やWord，Excelなどの応用ソフトがソフトウェアにあたる。

*ハードウェア
ディスプレイやキーボード，マウスのように物理的実体をもつもの。

*ソフトウェア
物理的実体をもたず，コンピュータを動かすための指令や命令を行うもの。

*CPU
中央処理装置。Central Processing Unitの略。プロセッサ（processor）ともいう。

1 ハードウェアの構成

コンピュータのハードウェアは，表7-7にあげた5つの要素により構成される。これを**ハードウェアの5大装置***という。そのうち③演算装置と⑤制御装置を担当するCPU（図7-3）は特に重要であり，いわばコンピュータの司令塔の役割を果たす。

*ハードウェアの5大装置
「コンピュータの5大装置」ともいう。

2 ソフトウェアの構成

コンピュータのソフトウェアは，**基本ソフトウェア（システムソフト）**と**応用ソフトウェア（アプリケーションソフト）**によって構成される（表7-8）。

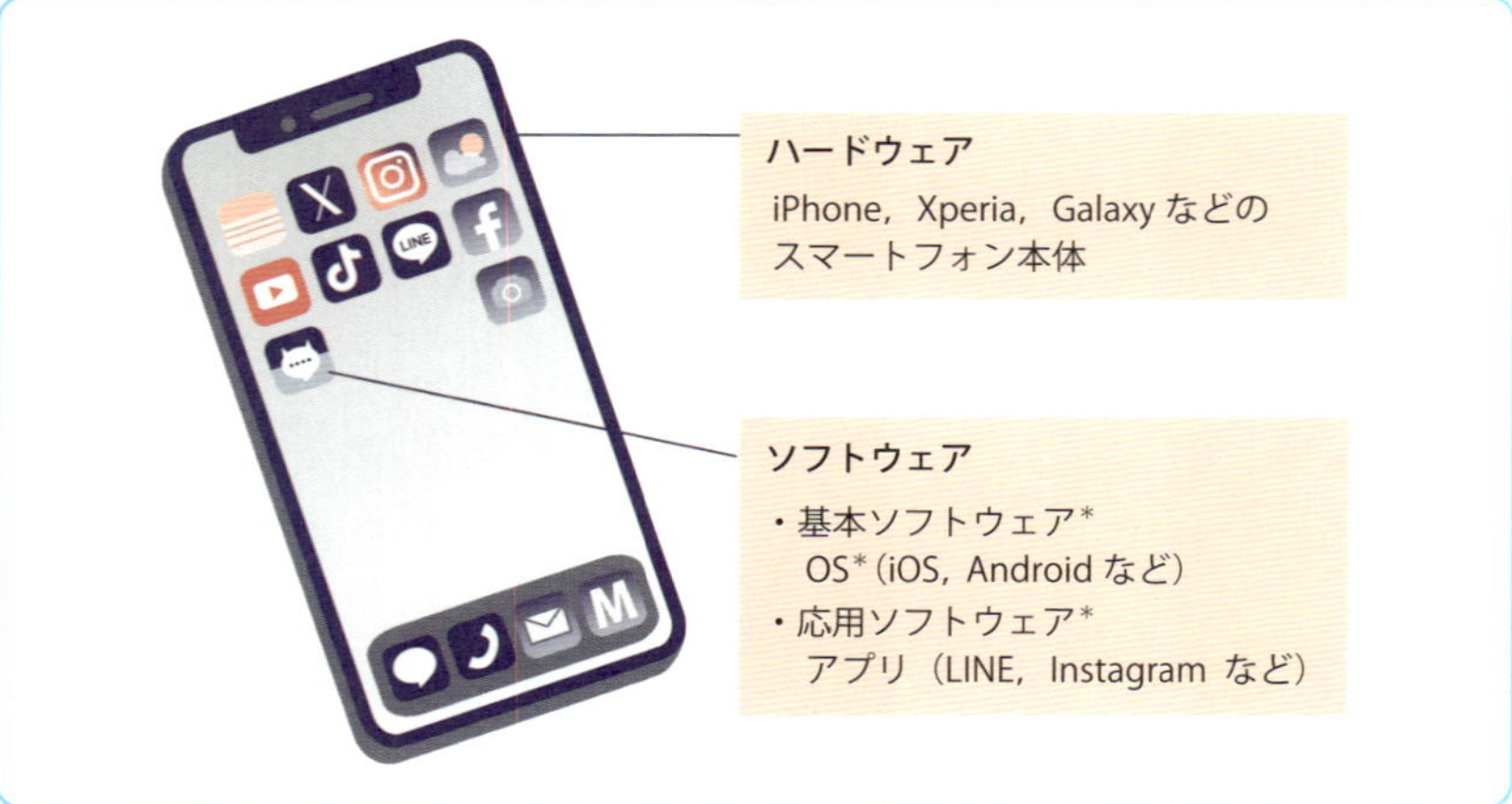

図7-2 スマートフォンの基本構造

*基本ソフトウェア
システムソフトウェアともいう。

*OS
オペレーティングシステムの略。

*応用ソフトウェア
アプリケーションソフトウェアともいう。

表7-5 **著作権の種類と概要**

種類			著作権の名称	譲渡・相続
著作者の権利	著作者人格権		公表権，氏名表示権，同一性保持権	×
	著作権		口述権，公衆送信権，複製権*，頒布権*，展示権*	○
著作隣接権	実演家人格権		氏名表示権，同一性保持権	×
	財産権	許諾権	録音権・録画権，送信可能権，貸与権*など	×
		報酬請求権	CDの放送やレンタルなどについて報酬を請求できる権利	○

*複製権
著作物を複製する権利（著作権法第21条）。

*頒布権
映画の著作物を頒布する権利（著作権法第26条）

*展示権
美術の著作物を展示する権利（著作権法第25条）。

*貸与権
実演家が実演が録音されている商業用レコードの貸与により公衆に提供する権利（著作権法第95条の3）。

表7-6 **著作物の利用に際する確認事項**

①著作権法の保護対象となる「著作物」等に該当するか	原則：該当	
	例外	著作権の対象とならない著作物（第13条） ・憲法その他法令 ・裁判所の判決　など
		保護期間を経過した著作物（第51条等） ・著作者の死後70年経過した著作物　など
②利用に許可が必要か	原則：必要	
	例外	著作権が制限される利用 ・私的使用のための複製（第30条） ・図書館等における複製等（第31条） ・引用（第32条） ・教科用図書等への掲載（第33条） ・学校その他の教育機関における複製（第35条）　など

Point

◉パブリックドメイン（public domain）
保護期間を経過したり，著作権が放棄されたりして，著作者の許諾なしに利用できる状態にある著作物をいう。

（表7-6）。

5 Society5.0（未来社会）に向けての課題

現在の著作権法は，人間の創作活動による創作物のみを想定して成立したものである。しかし，Society5.0（未来社会）では，**AI**（人工知能）による生成活動の活発化が予想される。そのため，AIにより生成された生成物（AI生成物）の創作者は誰になるのか，著作権法上の取扱いをどのようにすべきかなど，様々な問題を想定したうえでの法整備が課題となっている。

表7-4 著作者と著作権者

著作者	著作物を創作した者 例）小説を書いた人，マンガを描いた人
著作権者	著作権を有する人 例）マンガ家が描いた漫画の著作権を持っている出版社，マンガ家が亡くなり著作権を相続した子

一方，**著作権**（財産権）は著作者の経済的側面，いわゆる財産的利益を保護する権利である。代表的なものとして，舞台の上演権や映画の上映権，翻訳権，**口述権***，**公衆送信権***がある。これらは一部または全部を他人に譲渡ないし相続することができる。著作権を有する人を著作権者という。「著作者」と「著作権者」は異なる場合があるので注意する（表7-4）。

*口述権
著作物を朗読するなどして，公衆に対して著作物を口頭で伝達する権利をいう（著作権法第24条）。生の朗読のほか，朗読を録音したデータやCDなどの再生も含まれる。

*公衆送信権
著作者がインターネット等によって著作物を公衆に送信することができる権利をいう（著作権法第23条）。

3 著作隣接権

歌手・演奏家・俳優などの実演家，CDやレコード，配信データなどの製作者，放送事業者など，著作物の創作者そのものではないが，創作物の伝達に貢献する人および事業者を**著作隣接権者**という。そして，著作隣接権者が有する権利を**著作隣接権**（著作権法第89条）という。著作隣接権は，実演家人格権と財産権に分かれる。

実演家人格権は，実演家のみに与えられた（放送事業者など他の著作隣接権者には与えられない）人格的利益を保護する権利で，代表的なものとして，**氏名表示権**（著作権法第90条の2），**同一性保持権**（著作権法第90条の3）がある。

財産権は実演家の経済的側面，すなわち財産的利益を保護する権利である。実演内容が①生の実演，②録音物に録音された「音」の実演，③映画に録音録画された「映像」の実演，④放送番組に録音録画された「映像」の実演（放送実演）のいずれかによって，権利の内容も異なる。①生の実演を例にあげると，**録音権・録画権***，**放送権・有線放送権***，**送信可能化権***などがある。

著作権と著作隣接権について，名称や譲渡・相続の可否を表7-5にまとめた。

*録音権・録画権
生の実演を無断で録音・録画されない権利（著作権法第91条）。

*放送権・有線放送権
生の実演を無断で放送・有線放送されない権利（著作権法第92条）。

*送信可能化権
生の実演を無断でインターネット上にアップロードされない権利（著作権法第92条の2）。

4 著作権法に基づく著作物の利用

著作物を利用する場合，まず，①その著作物が著作権法の保護対象となる「著作物」等に該当するか否かを確認する。該当する場合，原則として著作者の許諾が必要であるが，②例外的に許諾なしで利用できる場合に該当しないかという2段階の確認を行うのが基本である一方，IoT機器は**サイバー攻撃の標的となりやすい**ことを忘れてはならない。サイバー攻撃を受けると個人情報や企業内部の重要情報が抜き取られるおそれがある。

❸ 著作権

情報社会およびデジタル技術の進化により，知的活動から生まれた作品の複製（コピー）や配信が容易になった。しかし，使い方によっては，作品の権利を侵害してしまうケースもある。

たとえば「**デジタル万引き**」がある。書店で陳列されている本の中身を撮影したうえ，自宅へ持ち帰るといった行為は，本という「物」は盗んでいなくても，著作者や本を出版している出版社の利益を不当に害する行為である。

情報社会においては，著作者や出版社などの利益を守る**知的財産権**，特に**著作権**および著作権を法的に定めた**著作権法**を理解し，遵守《じゅんしゅ》する態度を養うことが求められている。

1 著作権とは

著作権は，**知的財産権**＊の一つである。知的財産権は，主に産業における創造性に焦点をあてる**産業財産権**と，文化における創造性に焦点をあてる著作権に分かれる。著作権はさらに「**著作者の権利**」と「**著作隣接権**」に分かれる（図7-1）。

＊知的財産権（Intellectual Property Rights）
人間の知的な活動によって生まれた創造物や発明，デザインなどの知的創作物に関する権利で，当該知的創作者に与えられるものをいう。

2 著作者の権利

著作者人格権は著作者の精神的側面，すなわち人格的利益を保護する権利である。代表的なものとして，**公表権**＊，**氏名表示権**＊，**同一性保持権**＊がある。これらは**著作者だけが有する**ことができる権利（一身専属権）であり，譲渡および相続することはできない。

＊公表権
著作者が，自ら著作物を公表するか否かを決定することができる権利をいう（著作権法第18条第1項）。

＊氏名表示権
著作者が著作物を公表する場合に，①著作者名を表示するか否か，②表示するとしていかなる著作者名で表示するか（実名かペンネームか等）を決定することができる権利をいう（著作権法第19条第1項）。

＊同一性保持権
著作物およびその題号について，著作者の意に反して変更，切除その他の改変を禁止することができる権利をいう（著作権法第20条第1項）。

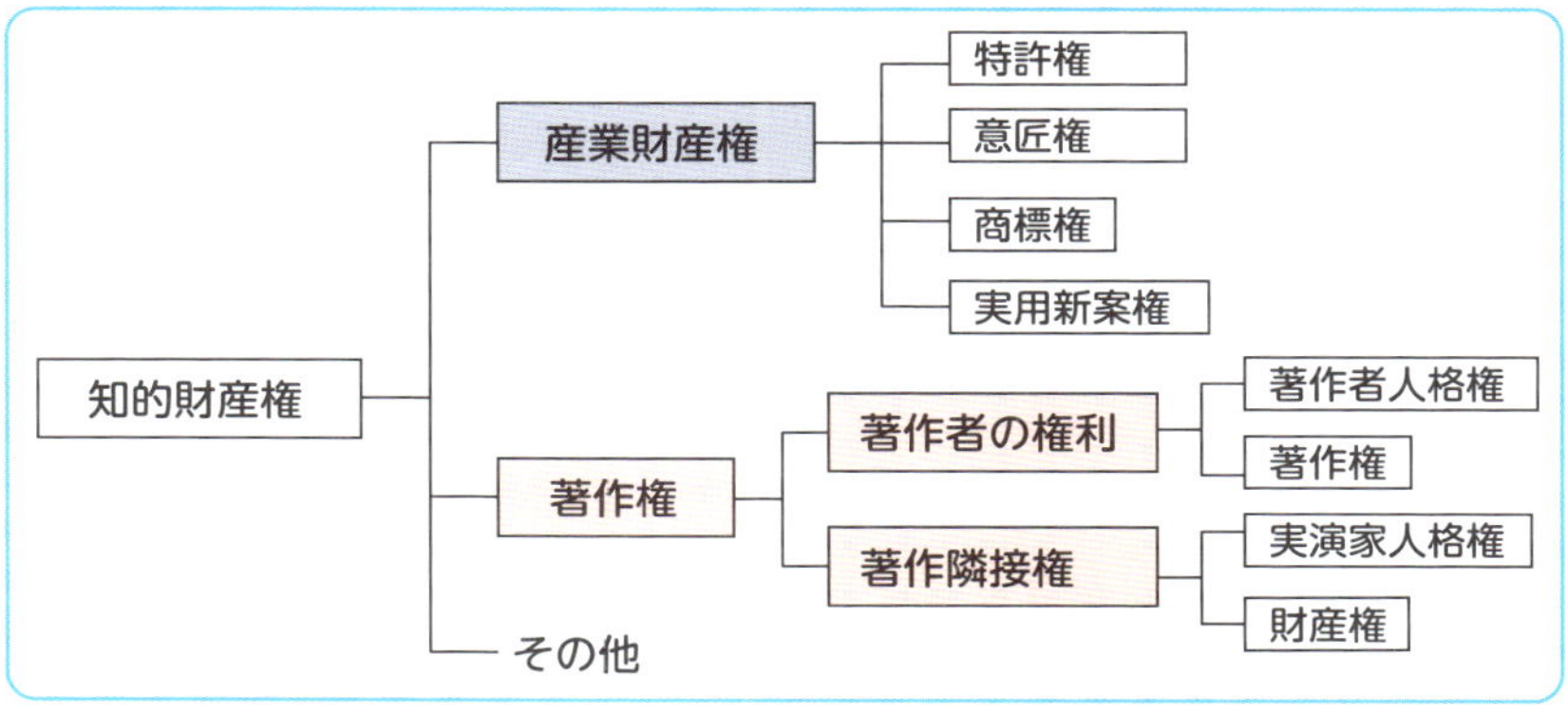

図7-1 知的財産権の種類

その対策として，個人情報保護法では規制されていない「個人情報を取得した場所の把握」や，明確化されていない「AIが個人情報を使用するプロセスの透明化」が不可欠といわれており，AIに関する法整備が求められている。

②IoT機器を経由したサイバー攻撃による個人情報窃取

Society5.0（未来社会）においては，これまで以上にあらゆるモノがインターネットを介してつながる**IoT***時代を迎える。家電や自動車，監視カメラなど，家庭でも様々なIoT機器が増えて便利になる

＊IoT
Internet of Thingsの略。「モノのインターネット」を意味する。モノ同士がインターネット経由で通信することによってつながることをいう。エアコンや冷蔵庫など家電を遠隔操作したり，バスの運行状況をリアルタイムで検知したりすることなどがIoTの具体例としてあげられる。

コラム 情報銀行で取り扱う健康・医療分野の情報のレベル区分

Society5.0時代の個人情報活用対策の一つとして，個人の関与のもとでパーソナルデータを蓄積・流通を促進するためのしくみとして創設されたのが**情報銀行**である。

健康・医療分野においては，本人が情報の意味や推定されるリスク，本人以外への影響などを理解していないことが多いことが指摘されていたが，2021（令和3）年には，健康・医療分野のうち，要配慮個人情報に該当しない個人情報の取扱いが可能となるよう指針（情報信託機能の認定に係る指針）が改定された。そして情報をレベル区分し，レベルが上がるほど慎重な取扱いをするという考え方に整理されている。

取扱いレベル	情報区分	考え方，情報項目例
レベル0	利用者個人の同意を必要とせずに取得・提供可能な，個人情報に該当しない情報	・統計データ ・匿名加工情報
レベル1	利用者個人の同意に基づいて取得・提供可能な，要配慮個人情報に該当しない健康・医療分野の個人情報	・利用者個人に対して，医師その他医療に関連する職務に従事する者により行われた疾病の予防および早期発見のための健康診断その他の検査の結果などではなく，健康診断，診療などの事業およびそれに関する業務とは関係ない方法により知り得た個人情報 【情報項目例】歩行測定，体重，体脂肪，体温，血圧，脈拍などのバイタルデータ
レベル2	利用者個人の同意と医療専門職（医師，歯科医師，薬剤師，保健師など）の助言に基づいて情報銀行が取得し，データ倫理審査会において医療専門職の助言と承認に基づいて提供可能な，健康・医療分野の要配慮個人情報	・「PHR指針」に定める「健診等情報」*に該当し，利用者個人に明示的に開示・説明されており，利用者個人が十分に理解することができる医療情報 【情報項目例】法定健診項目（既往歴含む），アレルギー，お薬手帳，OTC医薬品など
レベル3	レベル2において取り扱いを保留する情報	・利用者個人に明示的に開示・説明されていない，または利用者個人が十分に理解することが困難な医療情報 【情報項目例】腸内細菌，口腔内細菌，遺伝子情報など

資料：総務省：情報銀行における健康・医療分野の要配慮個人情報の取扱いに係る方針；情報信託機能の認定スキームの在り方に関する検討会要配慮個人情報WGとりまとめ，2023，p.16.

＊「PHR指針」に定める「健診等情報」
個人が自らの健康管理に利用可能な以下の要配慮個人情報および予防接種歴。
- 個人がマイナポータルAPI（政府が運営するオンラインサービス。民間のWebサービス等から行政手続のオンライン申請や情報の取得ができる）などを活用して入手可能な健康診断などの情報
- 医療機関などから個人に提供され，個人が自ら入力する情報
- 個人が自ら測定または記録を行い，医療機関などに提供する情報

能である。

●仮名加工情報

他の情報と照合しない限り，特定の個人を識別できないように加工した情報であり，たとえば，店で会員カードを作成した際に登録した氏名・性別・生年月日・住所・会員番号のうち，氏名を削除し，住所を市町村名までにするという加工を施《ほどこ》せば，「仮名加工情報」となる。

匿名加工情報よりも作成が容易で，利用目的変更が可能であるなど規制が緩和されているため，ビッグデータへの仮名加工情報の活用が期待されている。ただし，仮名加工情報は原則として個人情報保護法第２条第１項の個人情報に該当するため，第三者への提供の禁止など，利用には厳格な安全対策と法的要件が設けられている。

医療現場での活用としては，医療機関間の医療情報の共有による医薬品開発の促進などが想定される。

3 看護師が守るべき個人情報の取り扱いに関する法律

看護師が遵守すべき個人情報の取り扱いに関する法律は，個人情報保護法にとどまらない。代表的なものは，**保健師助産師看護師法**などに定められている**守秘義務**である（表7-3）。

4 Society5.0（未来社会）に向けた課題

①AI活用による個人情報流出

Society5.0（未来社会）に欠かせない**AI**（人工知能）技術においては，分析にビッグデータが使用され，データ量も膨大となるため，データ活用における個人情報の流出や漏えい，不正使用による**プライバシーの侵害**などが懸念される。

Point

◉AI法(Artificial Intelligence Act)

2024(令和6)年5月，欧州連合(EU)において，世界で初めての「AI法」が成立した。EU市場におけるAIの安全性を確保する目的で，AIの定義から，事業者に対する義務や違反者への罰則などが定められている。禁止事項の規定は同年末より発効し，そのほかは2年かけて段階的に適用される予定である。

表7-3 看護師が守るべき主な個人情報保護に関する法律

法律名	個人情報の取り扱いに関する内容
保健師助産師看護師法 第42条の2	**守秘義務** ・保健師，看護師または准看護師は，正当な理由がなく，その業務上知り得た人の秘密を漏らしてはならない。 ・保健師，看護師または准看護師でなくなった後においても，同様とする。
母体保護法 第27条	**不妊手術等に関する守秘義務** ・不妊手術または人工妊娠中絶の施行の事務に従事した者は，職務上知り得た人の秘密を，漏らしてはならない。
労働安全衛生法 第105条	**健康診断等に関する守秘義務** ・健康診断の実施の事務に従事した者は，その実施に関して知り得た労働者の秘密を漏らしてはならない。

表7-2 個人情報保護法で保護される「個人情報」

内容	具体例
①情報それ自体で，特定の個人を識別することができるもの	氏名，顔写真
②ほかの情報と照合することで容易に個人を識別できるもの	生年月日，住所，電話番号，クレジットカード番号
③個人識別符号*が含まれるもの	指紋，DNA，マイナンバー，パスポートの番号

*個人識別符号
指紋や静脈などの身体的特徴を変換した符号，運転免許証やパスポートの番号，マイナンバーなど，その情報単体から特定の個人を識別することができる文字，番号，記号などをいう。

●要配慮個人情報

個人情報のうち，一部を新たに「**要配慮個人情報**」と定め，通常の個人情報よりも厳しく規制する制度が導入された。要配慮個人情報とは，「本人の人種，信条，社会的身分，病歴，犯罪の経歴，犯罪により害を被《こうむ》った事実その他本人に対する不当な差別，偏見その他の不利益が生じないようにその取扱いに特に配慮を要する」情報であり（第2条第3項），個人情報を取り扱う事業者が要配慮個人情報を取得する場合は，原則として，あらかじめ本人の同意を得なければならない（第20条第2項）。

医療現場では要配慮個人情報を取り扱う機会が多いため，細心の注意が必要である。たとえば障害があること，健康診断などの検査結果，診療および投薬情報などが要配慮個人情報にあたる。

Point
◉メールアドレス
メールアドレスは表7-2の①または②に該当するとされている。学校や企業ドメインでユーザー名に本名が使われている場合（例：○○学校の看護花子さんkango-hanako@○○.ac.jp）など，メールアドレス自体で個人を識別できる場合は①に該当する。一方，Gmailのようなフリーメールで，ユーザー名も本名以外が使用されている場合は，メールアドレス自体で個人を識別できないため，①には該当しない。

2 個人情報の保護から「保護および活用」へ

Society5.0（未来社会）の実現に向けては，ビッグデータ（p.171参照）をこれまで以上に有効活用することが重要とされている。そのため，2016（平成28）年12月に**官民データ活用推進基本法***が制定された。これを受けて，2017（平成29）年5月に改正個人情報保護法が全面施行され，それまで「保護」一辺倒だった個人情報への取り組みが，「保護と活用」へと舵を切った。

*官民データ活用推進基本法
国や自治体，民間企業が保有するデータを効果的に活用することで，自立的で個性豊かな地域社会の形成，新事業の創出，国際競争力強化などを目指すためにつくられた法律。2016（平成28）年12月施行。

●匿名加工情報と仮名加工情報

2015（平成27）年に**匿名加工情報制度**が，2020（令和2）年に**仮名加工情報制度**が，それぞれ個人情報保護法の改正により創設された。ともにビッグデータの利活用促進を目的として導入されたものである。

●匿名加工情報

特定の個人が識別できないように加工し，復元できないようにした情報であり，個人情報保護法第2条第1項に規定された「個人情報」には該当しないため，本人の同意を得ずに第三者に提供することが可

②安全への知恵

●危険を予測し被害を予防するとともに，安全に活用する

情報や情報技術の特性を理解したうえで，安全面に十分注意して行動することが求められる。たとえば，スマートフォンなどで撮影した写真には**ジオタグ***が含まれる場合がある。ジオタグを意識せずインターネット上に写真を公開したことで，自宅の場所や学校・勤務先の位置を知られ，犯罪に利用されたり巻き込まれたりする危険性がある。そのような危険を防ぐには，スマートフォンの位置情報機能をオフにするなどの対策が必要となる。

＊ジオタグ(geotag)
写真などにタグとして追加することができる地図上の位置(緯度・経度)を示す数値データ。

●情報を正しく安全に活用するための知恵や技術を身につける

情報の信頼性に留意し，信頼できる情報源であるかをまず確認する。2016（平成28）年の熊本地震では「動物園からライオンが逃げた」という偽情報（**フェイクニュース**）がTwitter（当時，現X）で拡散され，投稿者が逮捕された。

フェイクニュースにだまされない，不用意に拡散してデマに加担しないためには，**ファクトチェック**（事実検証）が必要である。見知らぬ相手，出典の明らかでない情報は信頼性が低いと考え，新聞やTV，そのほかメディアの情報や出典が明記された情報と比較するなどの姿勢が求められる。

●自他の安全や健康を害するような行動を抑制できる

情報機器の長時間使用に伴う**VDT症候群***，**ネット依存**による生活習慣の乱れに注意する。

＊VDT症候群
パソコンなどのディスプレイやキーボードなど，VDT(Visual Display Terminals)機器を長時間連続して使用することによって，目や肩・背中などの身体的疲労や食欲不振，睡眠障害などの症状が現れるもの。

❷ 個人情報の保護

情報社会の一員として互いに気持ちよく生活するためには，個人が有する人格権や肖像権といった権利のほか，個人情報が守られることが必要である。

1 個人情報保護法

個人情報が日々やりとりされる現代の情報社会においては，個人の情報モラルだけで安全を担保することは難しいため，**個人情報の保護に関する法律**（以下，**個人情報保護法**）により法的に保護している。個人情報保護法で保護される「**個人情報**」とは「**生存する個人に関する情報**」であり，表7-2の①～③のいずれかに該当するものとされている（第2条）。

個人情報を取り扱う事業者には，個人情報の適切な管理や利用に関する義務が定められている（第17～21条など）。

表7-1 情報の特性と社会的影響

情報の特性	内容	主な社会的影響
残存性	一度流れた情報（ネットに上げた情報など）は，どこかに残り，完全に消え去ることはない	誤った情報や個人情報などを「消したい」と思っても，完全に消去することは不可能である。「デジタルタトゥー*」ともいわれる
複製性	情報の複製（コピー）が容易である	本来公開されるべき範囲を超えて複製されることで，プライバシーが侵害されたり，不正利用されたりするリスクがある
伝播性（拡散性）	情報は瞬時に伝わり，広まりやすい	詐欺《さぎ》やマルチ商法などのインターネット犯罪に利用されるリスクがある

*デジタルタトゥー
digital（デジタル）とtattoo（入れ墨）を組み合わせた造語。インターネット上に誤った情報や個人情報などが公開されると，完全に消去するのが不可能であることを，入れ墨（タトゥー）を完全に消せないことにたとえたもの。

「**自ら的確に判断し行動する**」能力と態度が求められる。

3 情報モラルの具体的内容

文部科学省は情報モラル教育の柱*として，①**情報社会の倫理**，②**法の理解と遵守《じゅんしゅ》**，③**安全への知恵**，④**情報セキュリティ**，⑤**公共的なネットワーク社会の構築**の5つを示している。ここでは情報社会の倫理と安全への知恵について解説する。

*情報モラル教育の柱
2007（平成19）年3月の「『情報モラル』指導実践キックオフガイド」（日本教育工学振興会刊，文部科学省委託事業）のなかで，情報モラルの5つの柱とモデルカリキュラムが示されている。

①情報社会の倫理

情報社会の倫理には，「情報社会における責任ある態度と義務」と「情報に関する自他の権利への理解と尊重」の2項目が含まれる。

「情報社会における責任ある態度と義務」とは「他人に迷惑をかけない」「自分も他人も大切に思う」など，通常のモラルと基本的に同じである。

しかし，通常のモラルは，顔を合わせてのコミュニケーションの場面が中心となるが，情報モラルは文字や画面上でのコミュニケーションを主とするため，「相手の表情が読めない」「状況がわかりづらい」といった特徴がある。その点を踏まえたうえで，「他人に迷惑をかけないためにはどうしたらよいか」「どのようにしたら自分も他人も大切に思う行動につながるか」「ルールやマナーを守るとはどういうことか」を考える必要がある。

情報をいったんインターネットで発信すれば，不特定多数の人が閲《えつ》覧《らん》する可能性があり，第三者に渡った情報は自ら訂正・削除することが困難である。軽い気持ちでのSNSへの書き込みや，誤解を招くような発言を避け，誰が見ても不愉快ではないか，不適切ではないかを常に意識することが大切である。

1 情報社会

＊Society4.0
1990年代から始まった現在の情報社会のこと。コンピュータやネットワークが普及し，インターネットで日常的に世界中の情報を入手することができる社会である。

内閣府が「Society4.0＊（情報社会）」と名づけた現在の社会では，パソコン，スマートフォンなどが爆発的に普及し，インターネットによって世界中がつながるようになった。Society5.0（未来社会）の実現に向け，国は個人の情報活用能力として，①情報活用の実践力，②情報の科学的な理解，③情報社会に参画する態度の育成を推進している。そして，情報社会において個人の権利が尊重され，適切かつ効果的に情報を活用していくためのベースとなるのが情報モラルである。

❶ 情報モラル

1 情報モラルとは

情報モラルとは，「**情報社会で適正な活動を行うための基になる考え方と態度**」をいう。文部科学省は「情報モラル教育推進事業」を推進し，小・中・高等学校で，それぞれの発達段階に応じた情報モラルを含む情報活用能力の育成をすすめている。具体的には，

・情報発信による他者への影響を考え，人権や知的財産権など自他の権利を尊重し，情報社会での行動に責任をもつこと
・犯罪被害を含む危険などを回避し，情報を正しく安全に利用できること
・コンピュータなどの情報機器の使用による健康とのかかわりを理解すること
・将来の新たな機器やサービス，あるいは危険の出現にも適切に対応できるようにすること

などがあげられている。

2 情報の特性と社会的影響

情報には**残存性**，**複製性**，**伝播性**《でんぱせい》（**拡散性**）という特性があり，その特性ゆえに，想像以上に大きな影響を及ぼす（表7-1）。そして，情報や情報技術がもたらす社会的影響が明らかになるにつれ，必要性が強く認識されるようになったのが情報モラルである。

日常社会で必要とされる通常のモラル＊は，家庭や地域社会のなかで様々な経験を重ねながらゆっくりと醸成《じょうせい》されるものであり，またそれを前提としている。

＊通常のモラル
学校教育のなかの主に「道徳」で指導される内容をいう。
・人に温かい心で接し，親切にする
・友達と仲良くし，助け合う
・他の人とのかかわりを大切にする
・相手への影響を考えて行動する
などである。

これに対し情報社会では，インターネットを通じて瞬時に広大な社会とつながるため，時間的猶予《ゆうよ》がなく，損害も想像以上に大きなものとなる。したがって，情報モラルにおいては，通常のモラル以上に

第7章

情報社会

2016（平成28）年に内閣府が打ち出した第5期科学技術基本計画において，日本が目指すべき姿として「Society5.0（未来社会）」が提言された。Society1.0（狩猟社会）➡Society2.0（農耕社会）➡Society3.0（工業社会）➡Society4.0（情報社会）に続くSociety 5.0（未来社会）は，サイバー空間（仮想空間）とフィジカル空間（現実空間）を高度に融合させたシステムを構築し，経済発展と社会的課題の解決を両立する，人間中心社会を目指すものとされている。ICT（情報通信技術）などを用いたスマートシティの実現，ロボットの活用や自動運転技術の普及など，新たな社会の実現のための取り組みが進められている。

しかし，情報社会は犯罪や情報漏えいなど，様々な問題を生み出している。Society4.0（情報社会）で発生した多くの社会的課題を，Society5.0（未来社会）において克服するために，私たちに何が求められているのだろうか。

論理的思考の基盤

2024年10月31日　第１版第１刷発行　　　定価（本体1,600円+税）

編　集　メヂカルフレンド社編集部©　〈検印省略〉

発行者　亀井　淳

発行所　株式会社メヂカルフレンド社

〒102-0073　東京都千代田区九段北３丁目２番４号

麹町郵便局私書箱第48号　電話（03）3264-6611　振替 00100-0-114708

https://www.medical-friend.jp

Printed in Japan　落丁・乱丁本はお取り替え致します。

ブックデザイン／株式会社 志岐デザイン事務所（小山　巧）

編集協力／コンデックス株式会社

DTP／奥村印刷株式会社、シナノ書籍印刷株式会社

印刷・製本／奥村印刷株式会社

ISBN978-4-8392-2194-2　C3047

005201-081

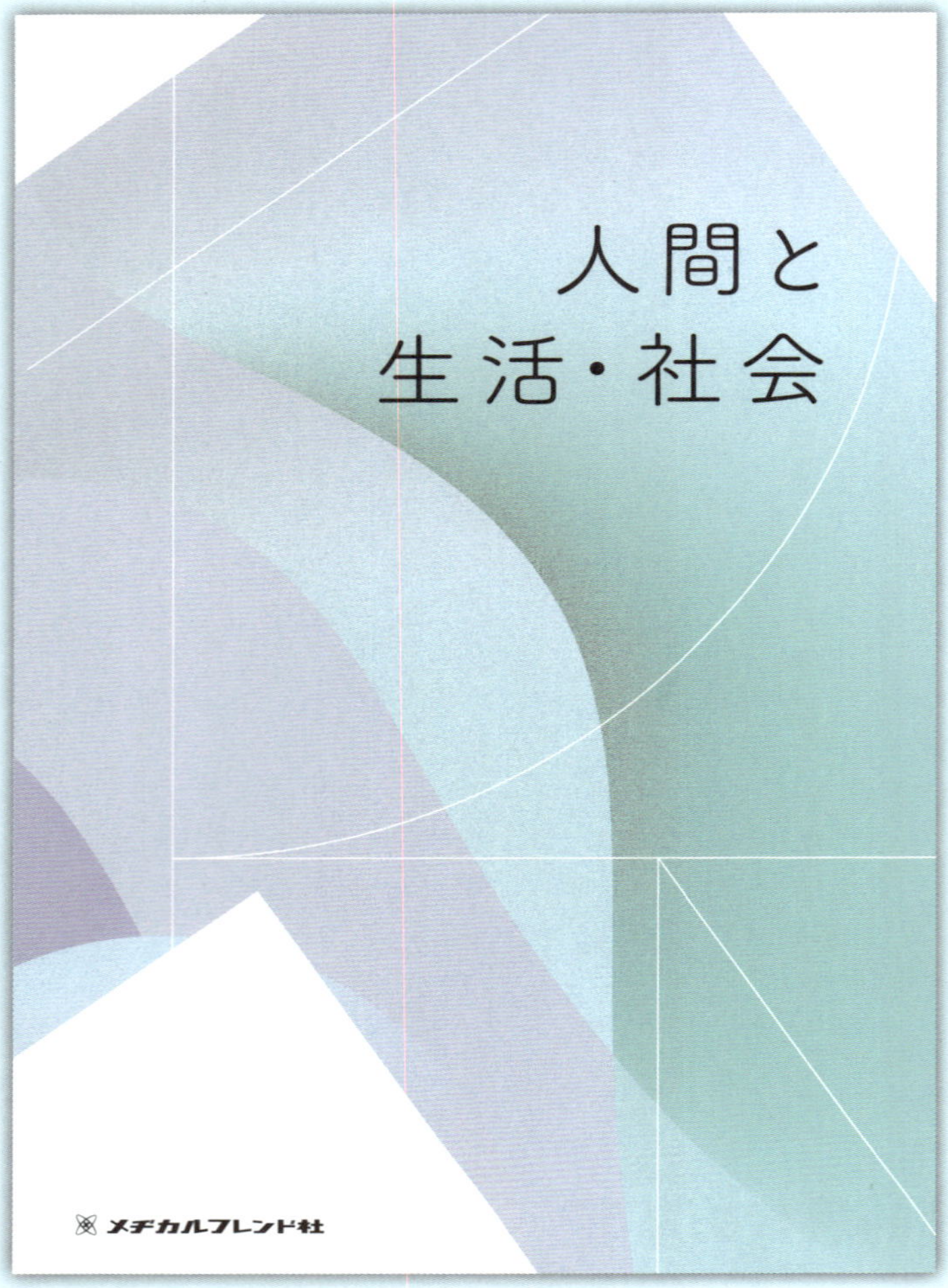

人間と生活・社会

判型：B5判
頁：120頁
価格：定価1,210円（本体1,100円+税10%）
ISBN：978-4-8392-2195-9

詳細はこちら

Contents

Point 1

倫理，公共，政治・経済の3科目の中から，現代社会を生きる私たちの生活にかかわりの深いテーマを厳選し，簡潔にわかりやすく解説したテキストです。

Point 2

耳慣れない用語は豊富な側注でフォロー。教養として身につけておきたい知識を，社会に出る前にもう一度復習できます。

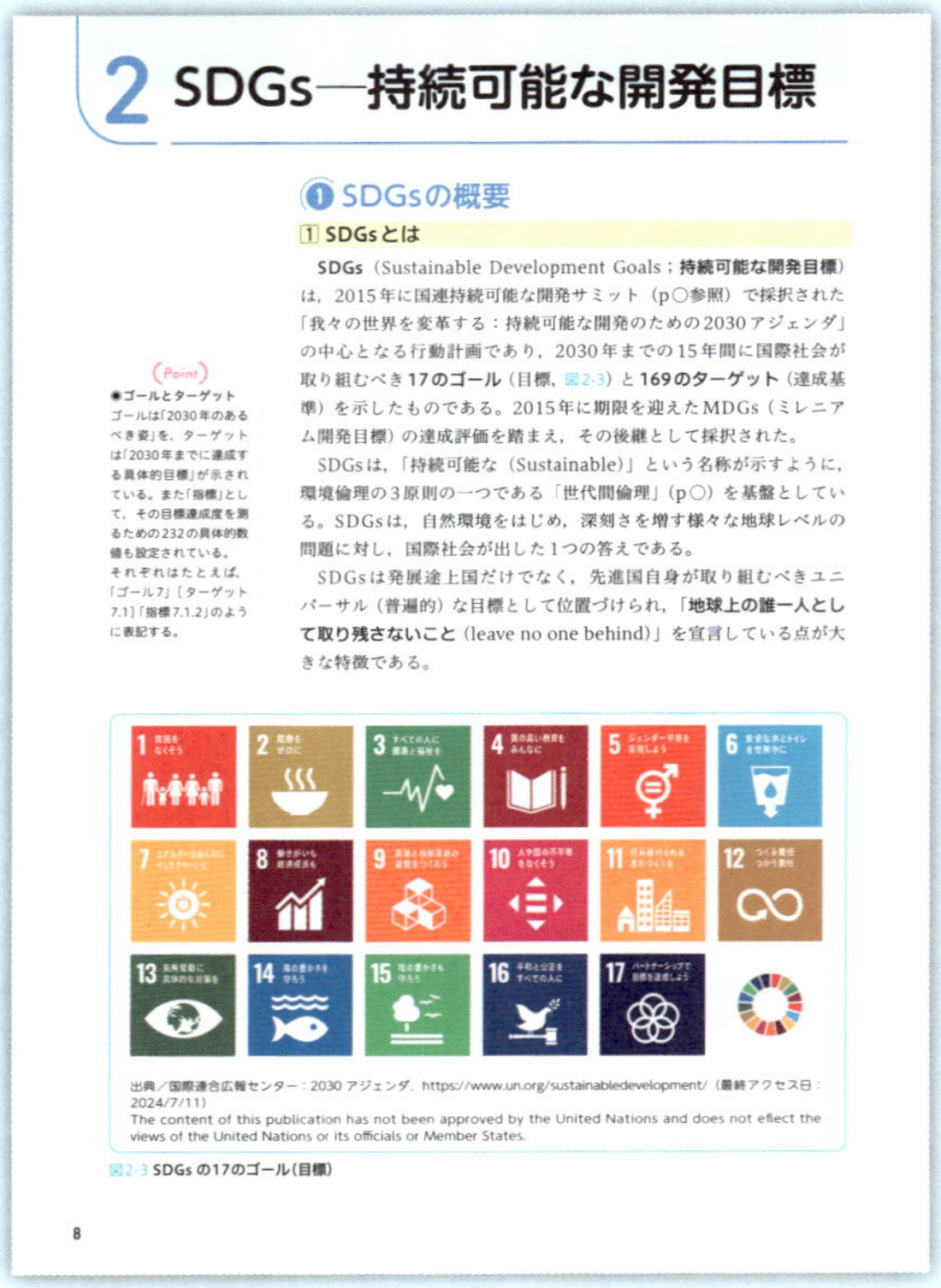

2 SDGs―持続可能な開発目標

① SDGsの概要

1 SDGsとは

SDGs（Sustainable Development Goals；**持続可能な開発目標**）は，2015年に国連持続可能な開発サミット（p○参照）で採択された「我々の世界を変革する：持続可能な開発のための2030アジェンダ」の中心となる行動計画であり，2030年までの15年間に国際社会が取り組むべき**17のゴール**（目標，図2-3）と**169のターゲット**（達成基準）を示したものである。2015年に期限を迎えたMDGs（ミレニアム開発目標）の達成評価を踏まえ，その後継として採択された。

SDGsは，「持続可能な（Sustainable）」という名称が示すように，環境倫理の3原則の一つである「世代間倫理」（p○）を基盤としている。SDGsは，自然環境をはじめ，深刻さを増す様々な地球レベルの問題に対し，国際社会が出した1つの答えである。

SDGsは発展途上国だけでなく，先進国自身が取り組むべきユニバーサル（普遍的）な目標として位置づけられ，「**地球上の誰一人として取り残さないこと**（leave no one behind）」を宣言している点が大きな特徴である。

(Point)
●**ゴールとターゲット**
ゴールは「2030年のあるべき姿」を，ターゲットは「2030年までに達成する具体的目標」が示されている。また「指標」として，その目標達成度を測るための232の具体的数値も設定されている。
それぞれはたとえば，「ゴール7」［ターゲット7.1］「指標7.1.2」のように表記する。

出典／国際連合広報センター：2030アジェンダ．https://www.un.org/sustainabledevelopment/（最終アクセス日：2024/7/11）
The content of this publication has not been approved by the United Nations and does not eflect the views of the United Nations or its officials or Member States.

図2-3 SDGsの17のゴール（目標）

8

紙面イメージ